Boris Krause

Das Ich und sein Spiegel

Seelische Erkrankungen aus anthroposophischer Sicht

STUDIEN

Boris Krause

Das Ich und sein Spiegel

Seelische Erkrankungen aus anthroposophischer Sicht

VERLAG AM GOETHEANUM

Der Verlag am Goetheanum im Internet:
www.goetheanum-verlag.ch

2. Auflage

Bevollmächtigter in der EU im Sinne des Artikels 16 Absatz 1
der Verordnung zur allgemeinen Produktsicherheit GPSR:
ATHENA Verlag e.K., Mellinghofer Straße 126, DE–46047 Oberhausen
info@athena-verlag.de

Umschlagfoto: Kiel, Geistkämpfer von Barlach, Modell. © akg-images

Satz: Rolf Duscha, Oberhausen

Umschlag: Wolfram Schildt, Berlin

Druck und Bindung: Druckhaus Bechstein, Wetzlar

ISBN (Print) 978-3-7235-1665-2

ISBN (E-Book) 978-3-7235-1843-4

Inhalt

Vorwort

Die vorliegende Arbeit von Boris Krause ist geschöpft aus einem profunden Studium der Anthroposophie einerseits und einer sensiblen, fruchtbaren ärztlich-therapeutischen Tätigkeit mit seelisch erkrankten Menschen andererseits. Boris Krause lässt die Leserin und den Leser an beidem teilhaben und beschreitet dabei grundsätzlich neue Wege im Verständnis seelischer Erkrankungen. Erschließt sich das Verständnis einer Entwicklungsstörung wie der Magersucht in der vorliegenden Arbeit vergleichsweise leicht und evident, erfordert das hier entwickelte Verständnis psychotischer Störungen bei der Lektüre sehr viel mehr innere Aktivität. Gleiches gilt auch für manchen Aspekt der dargestellten Traumafolgestörungen.

Wer durch persönliche Erfahrung damit vertraut ist, welche Anforderungen etwa die Behandlung von Menschen mit einer Manie, einer halluzinatorischen Psychose stellt, der wird zugleich dankbar die neue Sichtweise, die Boris Krause hier entwickelt, in ihrer therapeutisch inspirierenden, die eigene Suche befeuernden Qualität entdecken. Die Stärke der vorliegenden Arbeit besteht darin, auf einer methodisch eigenständig anthroposophischen Basis wirklich ein neues Licht auf Phänomene zu werfen, deren Verständnis sich einer neurobiologisch orientierten Psychiatrie entziehen, die aber auch einem rein phänomenologischen Ansatz noch nicht therapeutisch ausreichend zugänglich werden.

Der Grund dafür liegt in dem notwendig komplexen Verständnis menschlicher Leibbildung, einer wirklich lebendigen und Geist tragenden Physiologie des menschlichen Leibes. Eben diese entwickelt Boris Krause, sicher noch skizzenhaft, auf der Basis der Anthroposophie und gelangt auf diesem Wege zu einem Blick hinter den Spiegel, auf dem normalerweise unser Tagesbewusstsein erscheint. Wie baut sich eigentlich unser Leib auf, der doch die wesentliche Grundlage eines gesunden menschlichen Seelenlebens bildet, der eben nicht «ausrinnen» darf, der als Gesunder einen eigenen «Klang» hat wie ein Musikinstrument der Seele, in dessen lebendigem Strömen nicht gleichsam «feste Fremdkörper» sich unserem Zugriff entziehen und ein Eigenleben führen dürfen? Hier wird der Leser in einem dichten, aber nachvollziehbar geschilderten Weg eingeführt in die Sicht des Autors, die sich zum Bogen der menschlichen Biografie und einem Blick auf den sich in wiederholten Erdenleben inkarnierenden Menschen erweitert.

Von dieser Warte aus, die gewonnen ist aus einem aktiv innerlich vollzogenen Studium der Anthroposophie, versucht Krause wesentliche psychopathologische Phänomene in ihrer Genese zu verstehen und entwickelt daraus innovative therapeutische Ansätze. Dabei kann der Leser jederzeit wahrnehmen, wie sehr der Autor aus gesättigter ärztlich-therapeutischer Erfahrung spricht, auch wenn er andererseits manches Mal in – bergsteigerisch gesprochen – luftigen Höhen sich bewegt und es erheblicher eigener Trittsicherheit bedarf, hier zu folgen.

Insofern ist dieses Buch sicher kein Einsteigerbuch in die anthroposophische Medizin und Psychiatrie, sondern setzt grundlegende Kenntnisse der Anthroposophie und zumindest eine anfängliche erfahrungsbasierte Vertrautheit mit psychiatrischen Erkrankungen voraus. Das Besondere, Wertvolle dieser Darstellung besteht nicht in einem Wissen, das man «getrost nach Hause tragen» kann, sondern in dem Mut, aus einer mitfühlend-verstehenden und zugleich erkenntnisorientierten Haltung heraus geistig vorzustoßen in neue Möglichkeiten, seelische Störungen bis in die mit ihnen verknüpfte konkrete Störung des Leibes zu verfolgen, vielleicht besser gesagt: sie daraufhin zu befragen und von dorther Möglichkeiten einer nachhaltigen, bis in die Leiblichkeit reichenden Behandlung zu suchen und zu entwickeln. Dieser Erkenntnismut, dieses Eintreten in einen innovativen Prozess des Fragens, der Forschung ist es, der beim Lesen berührt und der wohl jeder Leserin, jedem Leser an der einen oder anderen Stelle auch tiefe neue Einsichten in die Sphäre seelischen Erkrankens eröffnet.

So wünsche ich dem Buch ebenso mutig-interessierte Leser, wie ich dem Autor danken möchte, sich in so offen-ungeschützter persönlicher Weise mit seiner Herangehensweise als anthroposophisch geschulter Psychiater und Psychotherapeut mitzuteilen.

Dornach, im November 2020 Georg Soldner

Einleitung

Das vorliegende Buch ist das Ergebnis mehrjähriger Lehrtätigkeit für Kunsttherapeuten, Heileurythmisten und Ärzte. Von Kollegen und Teilnehmern wurde ich gebeten, die Inhalte meines Unterrichts in eine schriftliche Form zu bringen. Die Auseinandersetzung mit grundlegenden Werken der Anthroposophie wird vorausgesetzt.

Die Schrift soll verstanden werden als ein Diskussionsbeitrag, ein Werkstattbericht, nichts Fertiges, sondern als eine Art Zwischenstand in der Auseinandersetzung mit anthroposophischer Psychiatrie und Psychosomatik.

Es werden Grundpositionen psychischen Krankseins beschrieben, das Verhältnis des Menschen zu seinem Leib, insofern er sich aus seiner leiblichen, seelischen und geistigen Umgebung herausgebildet hat. Es wird viel davon abhängen, ob es gelingt, eine Psychologie zu entwickeln, die in der Lage ist, einen Begriff des Geistigen wirklich zu fassen. Bei unseren Patienten heute haben wir es zunehmend mit psychopathologischen Grenzphänomenen zu tun, in denen es darauf ankommt, zwischen übersinnlicher Wahrnehmung und psychopathologischer Erscheinung im engeren Sinn zu unterscheiden. Patienten unterscheiden sehr genau, wem sie etwas von ihren Erlebnissen berichten und wem nicht. Sie wollen verstanden werden, auch in Grenzbereichen ihres Seelischen. Auf der anderen Seite muss selbstverständlich gelten, psychische Erkrankung als solche auch klar zu benennen.

Ich möchte in dieser Schrift weniger konkrete Hinweise auf Therapiemöglichkeiten liefern als vielmehr eine Anschauung vom Menschen mit psychischer Erkrankung, die seine spirituelle Dimension umfasst und integrieren kann. Es kommt alles darauf an, in sich selbst Denkgewohnheiten zu überwinden, die den Weg zu einem integrativen Blick auf den Menschen und insbesondere auf seine Geistigkeit verstellen. Es wird einiges zunächst nur angerissen erscheinen. Wir sind in der anthroposophischen Psychiatrie und Psychosomatik ganz am Anfang. Es bedarf einer immensen Forschung zur Ausarbeitung neuer Therapieansätze. In den letzten 100 Jahren sind die Schätze, die in der Anthroposophie liegen, nur zu einem geringen Teil gehoben worden. Jahrzehntelang hat man sich beschränkt auf eine Tradierung dessen, was in den ersten Jahren anthroposophischer Psychiatrie ausgearbeitet worden war. Ich werde im Sinne von Perspektiven an einigen Stellen Anregungen geben, welche therapeutischen Blickrichtungen sich aus den Darstellungen ergeben können.

Die hier intendierte vorwiegend gedankliche Ausrichtung des Blickes erscheint mir jedoch durchaus praktisch in der täglichen Arbeit, weil dadurch neue Ideen in der Patientenarbeit entstehen können.

Ich danke Dr. Wolfgang Rißmann, Eduard Helmert und Georg Soldner für die kritische Durchsicht des Manuskripts, meiner Frau Petra Hamprecht-Krause für das Geraderücken meiner vielen Probegedanken, Ariane Wegmann für das Schreiben des Textes und meinen Patientinnen und Patienten in der Psychiatrie und der Psychosomatik, von denen ich lernen durfte.

Inhaltsangabe

Es wird uns in unserer Darstellung im 1. Kapitel beschäftigen, was Rudolf Steiner durch seine geistige Forschung über den Spiegelungsvorgang des Seelischen am Leib zu sagen hat. Man findet in Steiners Werk letztlich zwei Wege, die in eine psychische Erkrankung hineinführen, die entwicklungsbedingte Störung des Leibes sowie die traumatische Störung. Beide werden exemplarisch dargestellt.

Im 2. Kapitel werden wir uns damit beschäftigen, wie der Mensch sich seinen «Spiegel» aufbaut. Wir werden einen Teil von psychischen Erkrankungen aus einem gestörten Leibaufbau verstehen. Es werden aus dem Verhältnis des Menschen zu seinem Umkreis Grundhaltungen psychotherapeutischen Handelns deutlich.

Im 3. Kapitel wird eine spezielle Form der gestörten Spiegelbildung betrachtet – die Psychose. Wir werden Steiners konkreten Ausführungen folgen zu Spiegelungsvorgängen an einzelnen Organen.

Im 4. Kapitel werden wir uns mit der Erinnerungsbildung befassen und einer prototypischen Störung der Erinnerungsbildung, der posttraumatischen Belastungsstörung. Es werden Spiegelungsphänomene an der Leiblichkeit in ihrem Bezug zu den unterschiedlichen Seelentätigkeiten der Empfindungsseele, der Verstandes- oder Gemütsseele und der Bewusstseinsseele deutlich werden.

Im 5. und letzten Kapitel wollen wir versuchen, den Menschen als Bild zu verstehen, wie er aus dem Kosmos heraus entsteht und sich selbst mit eigenem schöpferischen Anteil in die Welt hineinarbeitet.

Der Leib als Spiegel

Seelisches Erleben als Spiegelungsvorgang an der Leiblichkeit

«Die psychologischen Grundlagen und die erkenntnistheoretische Stellung der Theosophie[1]» – diesen Titel gab Rudolf Steiner seinem Vortrag auf dem internationalen Philosophenkongress in Bologna am 8. April 1911.[2] Ein gewichtiger Titel für einen Vortrag, an dem man nicht vorbeikommt, wenn man sich mit anthroposophischer Psychotherapie beschäftigt.

Der Vortrag ist für unsere folgende Darstellung in zweierlei Hinsicht bedeutsam. Einerseits wird hier eine Anschauung des Leib-Seele-Zusammenhangs entworfen, die geeignet ist, seelische Erkrankungen tiefer zu verstehen. Andererseits deutet Rudolf Steiner an, dass eine weiterführende Erkenntnis von Seelischem nur unter Berücksichtigung des geistigen Anteils des Menschen möglich ist, der ein eigenständiges vom Leib unabhängiges Dasein hat, mit diesem aber in Wechselwirkung tritt. Er bezeichnet im Bolognavortrag den belebten physischen Leib als Spiegel für das Seelische des Menschen.

Was kann man sich darunter vorstellen?

Wenn man in einen Spiegel schaut, wird man sich seiner selbst bewusst. Man hat eine Wahrnehmung von sich selbst, die man ohne den Spiegel nicht hätte. Der, der in den Spiegel schaut, ist lebendig, das Bild, das erscheint, ist nicht lebendig. Das Bewusstsein, das als Reflexion am Leib auftritt, versteht Steiner als das gewöhnliche Gegenstandsbewusstsein, das seinen Inhalt erfährt an der sinnenvermittelten Außenwelt. Demgegenüber müsse man das «eigentliche» Seelische als leibunabhängig begreifen. Das gespiegelte Bewusstsein hänge von der Beschaffenheit des Spiegels ab. Störungen seelischen Erlebens treten auf, wenn der Spiegel des Leibes seine Aufgabe nicht adäquat erfüllen kann.

Diese Abhängigkeit vom Spiegel gilt es zu durchschauen. Dafür müsse man jedoch vordringen zum eigentlichen Seelenleben, das leibungebunden sei. So kann man erfahren, welche Abhängigkeiten vom Leib bestehen, wo man sich selbst im Wege steht für eine Erkenntnis.

---

1 Zu dieser Zeit war Steiner noch im Rahmen der Theosophischen Gesellschaft tätig, daher der Begriff Theosophie, was später dann Anthroposophie heißen wird.

2 Steiner, R., *Philosophie und Anthroposophie, Gesammelte Aufsätze 1904–1923*, GA 35, S. 5, 2. Auflage, Dornach 1984.

Zunächst tritt der Inhalt des Gegenstandsbewusstseins als Vorstellung der Sinneswahrnehmung auf.

Schematisch kann man Steiners Ausführungen etwa so ins Bild bringen:

Das Ich als menschlicher Wesenskern ist in der Wahrnehmung ganz untergetaucht in den wahrzunehmenden Inhalt, in die Außenwelt. Es erlebt die Außenwelt als Spiegelung am Leib.

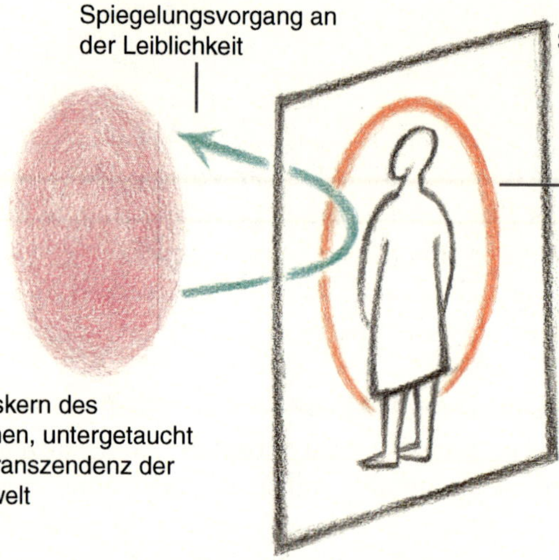

Das Ich erlebt sich zunächst als innerhalb des eigenen Leibes gelegen. Dies sei jedoch eine Illusion. Das Ich fließe unabhängig vom Leib und zunächst unbewusst während des Wahrnehmungsvorganges mit dem Wahrnehmungsinhalt zusammen. Dann spiegele es die Erlebnisse dieses Zusammengehens mit der Welt an seiner Leiblichkeit und empfange so Vorstellungen. *«Das Ich – mit dem ganzen menschlichen Wesenskern – kann angesehen werden als eine Wesenheit, welche ihre Beziehung zu der objektiven Welt innerhalb dieser selbst erlebt, und die ihre Erlebnisse als Spiegelbilder des Vorstellungslebens aus der Leibesorganisation empfängt.»*[3]

Man hat es also zu tun mit einem zunächst unbewussten Prozess des Ichs, wobei das Ich geistig untertaucht in die Dinge der Außenwelt, die

3 Steiner, R., *Philosophie und Anthroposophie, Gesammelte Aufsätze 1904–1923*, GA 35, S. 142, 2. Auflage, Dornach 1984.

ihrerseits eine geistige Dimension besitzen. Im Vortrag nennt er sie die «Transzendenz der Außenwelt». Dieser Vorgang ist willensartiger Natur und kann durch die von der Anthroposophie angegebenen Schritte von Imagination, Inspiration und Intuition im Rahmen des anthroposophischen Schulungsweges bewusstgemacht werden. Im Alltagsbewusstsein werden wachbewusst nur die Spiegelbilder erlebt, die durch einen nicht näher beschriebenen Prozess an der Leiblichkeit zustande kommen.

Wenn man innerhalb des seelischen Erlebens der Abhängigkeit vom Leib immer mehr gewahr wird, hat man die Möglichkeit aufzuwachen gegenüber dem Geistigen, das auch in das Seelische hineinspielt, aber durch die leiblichen Einflüsse übertönt wird. Die Aufgabe besteht also etwa darin, eine Nachtigall singen zu hören neben einem Sinfonieorchester. Sie singt die ganze Zeit, man hört sie aber nicht.

Rudolf Steiner vergleicht das gewöhnliche Vorstellen mit dem wesenslosen Schein des Spiegels. Er bezeichnet es als nicht lebendig.[4] Demgegenüber beschreibt er ein Denken, das in der Lage ist, nicht nur in einen gewöhnlichen Vorstellungsinhalt zu führen, sondern in sich selbst lebendig zu bleiben, gewissermaßen im inneren Kontakt zu sein mit dem Wesen, das untertaucht in die «Transzendenz der Außenwelt».

Es gilt nun, das Denken dort zu erfahren, wo es lebendig ist, wo es schaffend schöpferisch ist, nicht wesenslos gespiegelt.

Hierfür muss man in die ätherischen Bildegesten des eigenen Leibes einsteigen, dem Denken insofern bei der Arbeit zuschauen, als es dabei ist, sich seinen Spiegel zu schaffen. Das lebendige Denken findet man in den schöpferischen Bildegesten im Hintergrund des Leibaufbaus.[5]

In die Gesten des Leibaufbaus einzusteigen mit all ihren Bezügen zur seelischen, aber auch natürlichen Umgebung ist die Aufgabe des anthroposophischen Seelenarztes, der Patienten begleiten will in Regionen, in denen Denken, Fühlen und Wollen nicht durch einen geordneten Leibaufbau zusammengehalten werden. Will man zum «eigentlichen» Seelenleben vordringen, muss man anfangen, lebendig zu denken, und in die Hintergrundmusik des Spiegelaufbaus vordringen. Wie dieser Leibaufbau als Ausdruck, als Instrument dessen, der in den Spiegel schaut, gedacht werden kann, soll Inhalt der folgenden Kapitel werden.

---

4 Steiner, R., *Das Sonnenmysterium und das Mysterium von Tod und Auferstehung*, GA 211, 3. Auflage, Dornach 2006.

5 Steiner, R., *Allgemeine Menschenkunde*, GA 293, 9. Auflage, Dornach 1992.

Wir leben in einer Zeit, in der immer mehr Menschen spirituelle Grenzerfahrungen machen. Rudolf Steiner drückt es so aus, dass die Menschheit in unserer Zeit die Schwelle zur geistigen Welt unbewusst überschreitet.[6]

Was bedeutet das für die seelische Symptomatik der Gegenwart?

Im gesunden Zustand werden Denken, Fühlen und Wollen durch den physischen Leib zusammengehalten In einer Wandtafelzeichnung stellt Rudolf Steiner das so dar:

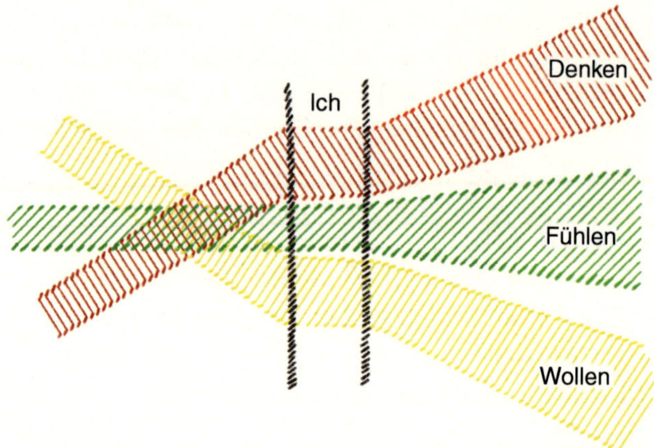

Man kann dieses Bild auf folgende Weise erweitern:

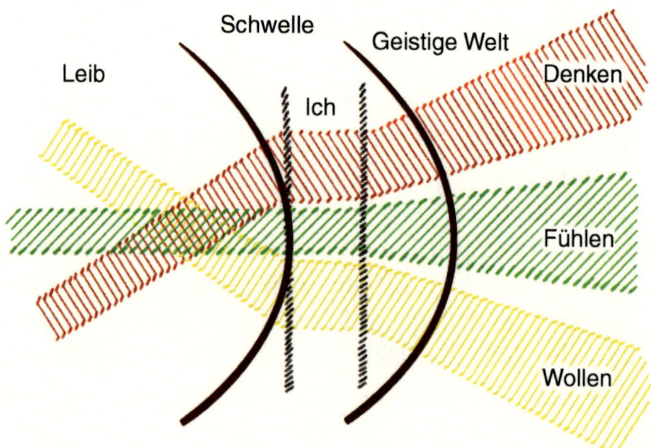

6 Steiner, R., *Der innere Aspekt des sozialen Rätsels*, GA 193, 5. Auflage, Dornach 2007.

An der Schwelle zur geistigen Welt ist es unsere Aufgabe, Denken, Fühlen und Wollen aus der Kraft unseres Ichs zu ordnen. Wir erhalten hier die Ordnung nicht mehr durch den Leib. Jenseits der Schwelle gehen die drei Seelenkräfte unterschiedliche Wege, da sie in unterschiedlichen Weltbereichen ihren Ursprung haben.

Die Aussage, die Menschheit habe unbewusst die Schwelle zur geistigen Welt überschritten, bedeutet aus meiner Sicht, wir finden im Seelenleben der Menschen Zustände wie jenseits der Schwelle, d.h. Denken, Fühlen und Wollen driften auseinander. Der Mensch hat sich aber nicht bewusst auf diesen Zustand vorbereitet.

Das kann z.B. bedeuten, man tut Dinge, die man gar nicht will, hat Impulsdurchbrüche. Gefühle von großer Intensität brechen in das Erleben ein, ohne dass es verständlich erscheint. Gedanken gehen eigene Wege, erscheinen losgelöst von Gefühlen, werden kalt berechnend. Letztlich hat man es mit der Vielfalt psychopathologischer Erscheinungen zu tun. Es wäre die Aufgabe, einen geistigen Standpunkt einnehmen zu können, um die Symptomatik auch in ihrem leiblichen Zusammenhang deuten zu können.

Dies bedeutet aber viel Arbeit an sich selbst und Begrifflichkeiten vom Leib, die geeignet sind, über die Schwelle genommen zu werden. Wir benötigen eine Psychiatrie und Psychotherapie, eine wahre Psychosomatik, die das Seelische nicht allein als Erscheinungen innerhalb eines neurozentristischen Weltbildes beschreibt, sondern der Mittlerfunktion der Seele zwischen Leib und wesenhaft verstandenem Geist Rechnung trägt.

Die Anthroposophie gibt hier eine Fülle von Übungsmöglichkeiten, um die Seelenkräfte Denken, Fühlen und Wollen so zu stärken und führen zu können, dass sie bis in geistiges Erleben hinein gehalten werden können und nicht zu einem chaotischen Erleben führen müssen. Erwähnt seien an dieser Stelle die sogenannten Nebenübungen, die beschrieben sind in dem Buch «Wie erlangt man Erkenntnisse der höheren Welten?».[7]

Im folgenden Kapitel zum Punkt-Umkreisproblem wird es darum gehen, wie das Geistig-Seelische sich seine Leiblichkeit zurechtlebt, damit es sich in ihr ausdrücken und sich an ihr in der eben dargestellten Weise überhaupt erst spiegeln kann. Der Spiegelungsvorgang, wie ihn Rudolf Steiner im Bolognavortrag schildert, gilt zunächst nur für den Erwachse-

7 Steiner, R., *Wie erlangt man Erkenntnisse der höheren Welten?*, GA 10, 24. Auflage, Dornach 1993.

nen. Es wird also im Folgenden um die Spiegel*bildung*, den Aufbau des Spiegels, gehen.

Die Bildung des Spiegels. Das Punkt-Umkreisproblem

«Andere als Ziel und nicht als Mittel behandeln.»
Und mich selbst als Ziel nur in meiner Eigenschaft als Mittel: die Grenze zwischen Objekt und Subjekt in meinem Wesen bis zu jenem Punkt verschieben, wo das Subjekt, obgleich in mir, außer mir und über mir ist – und so mein ganzes Sein zum Werkzeug wird für das in mir, was mehr ist als ich.
Dag Hammarskjöld[1]

Die Quadratur des Kreises

Eine spirituelle Psychologie[2] versteht den Menschen als ein sich inkarnierendes, sich entwickelndes Wesen.

Der Mensch nähert sich einer neuen Erdenverkörperung. Er bringt aus früheren Inkarnationen gewisse Fähigkeiten mit sich, aber auch gewisse Einseitigkeiten, die mit einem Drang zu einem Ausgleich verbunden sind. Dem noch ganz kosmisch ausgerichteten Wesen des Menschen, der hier in der Zeichnung durch einen Kreis symbolisiert werden soll, kommt eine Erbanlage durch die Eltern, symbolisiert durch ein Quadrat, entgegen.

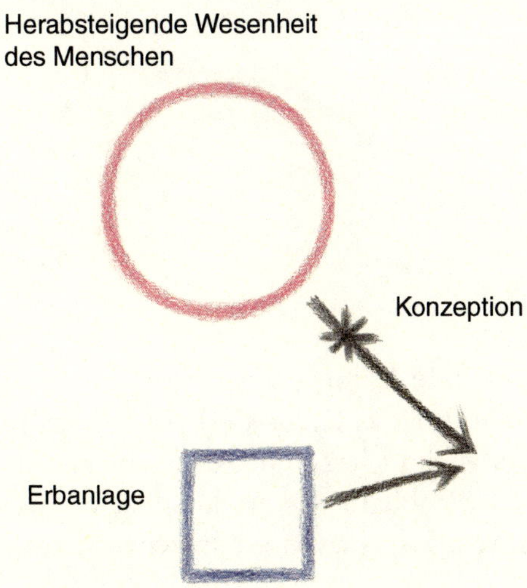

1 Hammarskjöld, D., *Zeichen am Weg*, Droemersche Verlagsanstalt, München 1965.

2 Steiner, R., *Anthroposophie als Kosmosophie*, GA 207, 3. Auflage, Dordnach 1990.

Die Erbanlage wird von der sich inkarnierenden Wesenheit ergriffen. Es findet ein Sich-Durchdringen statt, ein Gespräch, bei dem keine Seite so bleibt, wie sie ist.

Rudolf Steiner schildert, dass der Teil des Menschen, der durch die verschiedenen Erdenleben hindurchgeht, bei den Menschen durch die Eihäute repräsentiert werde, also eine Kugelform habe.[3] Wenn der Mensch sich leiblich ganz abbildete, dementsprechend, was er aus dem Kosmos mitbringe als Ergebnis seiner vorangehenden Inkarnationen, habe er keine Arme und Beine, sondern würde als Kugel oder Ei durch die Welt rollen. Wir können also annehmen, dass der Mensch Arme und Beine hat als Ergebnis des Gespräches zwischen irdischer Erbanlage und seinem kosmischen Anteil.

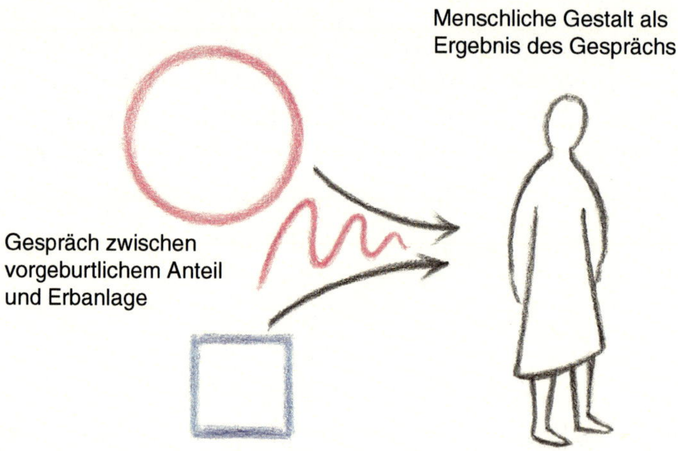

In dem dargestellten Bild können wir unschwer das alte Menschheitsrätsel von der Quadratur des Kreises erkennen, das nur vordergründig ein mathematisches ist und letztlich das Problem der Menschwerdung ausdrückt. Es ist das Problem, wie ein kosmisches Wesen, das der Erde seiner Natur nach fremd ist, sich in die Erdenverhältnisse inkarniert.

3 Steiner, R., *Meditative Betrachtungen und Anleitungen zur Vertiefung der Heilkunst*, GA 316, 5. Auflage, Dornach 2008.

Was bedeutet «Geburt»?

Die physische Geburt

Hilfreich für die weitere Betrachtung ist nun, sich die Geste der Geburt anzuschauen. Vor der physischen Geburt liegt die Schwangerschaft. Dabei ist der physische Leib des Kindes schützend eingebettet in den Mutterleib, ist eng mit ihm verbunden, wird gewärmt und ernährt, ist aber in seiner Immunologie von Anfang an eigenständig. Zum physischen Leib des Kindes gehört nicht nur der sich entwickelnde Embryo, sondern auch seine physische Hüllenorganisation (Eihäute und Plazenta) mit dazu, die sich ja ebenfalls aus der Keimanlage entwickelt. Man ist es gewohnt, den physischen Leib des Menschen ohne seine Hüllen zu sehen, also nachgeburtlich. Aber die Hüllen sind ebenso Bestandteil des physischen Leibes vor der physischen Geburt. Wie eben geschildert, drückt sich gerade in der Kreisform der Hüllenorganisation leiblich das aus, was wir aus vergangenen Erdenleben in uns tragen. In der Schwangerschaft beginnt das geistige Wesen, sich an seiner ihm entgegenkommenden Erbanlage auszubilden.

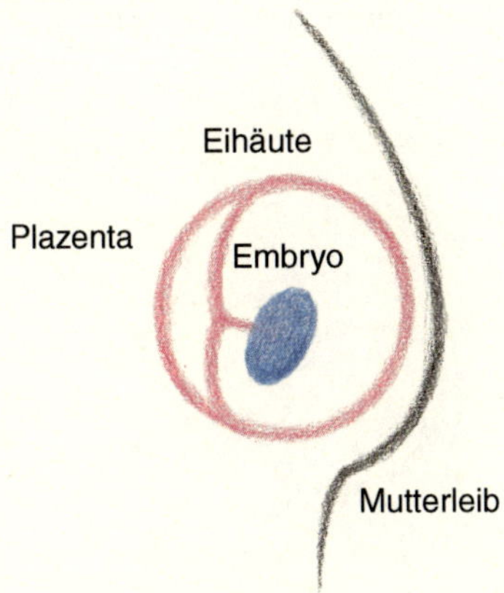

Aus der kosmisch konfigurierten Hüllenorganisation scheidet es sich gewissermaßen leiblich ab, wobei sich die Hauptbewegungsrichtung von außen nach innen, also zentripetal darstellt. Die von Rudolf Steiner vorgeschlagene Betrachtungsweise des Gespräches zwischen Keimanlage (repräsentiert durch den Embryo) und Hülle ist die, dass sich der Embryo «spiegelt» an seiner Hülle, die eng verbunden ist mit dem mütterlichen physischen Leib. Rudolf Steiner schildert das Geschehen jedoch so, dass bei dieser Art der «Spiegelung» nichts Schattenhaftes, Gedankliches oder Wesensloses geschieht, vielmehr scheidet sich der Mensch aus dem Kosmos in seiner Leibbildung als «Weltgedanke» ab und erscheint so als physischer Leib.[4]

Während sich im späteren Leben die Welt an dem fertig gebildeten belebten physischen Leib spiegelt, was die Grundlage für unsere schattenhafte Gedankenbildung darstellt,[5] haben wir es bei dem geschilderten Vorgang der Leibbildung mit einer Art «kosmischen Denken» zu tun.

Hier spiegelt sich das Wesen an seiner eigenen Hüllenorganisation und schafft sich so seinen eigenen Leib. Während *dieser* Spiegelung baut sich der Spiegel für das Bewusstsein erst auf. Der Vorgang des Sich-Spiegelns an der eigenen Hülle, die mit dem mütterlichen Leib verbunden ist, sei mit dem vom Mond reflektierten Licht verglichen und in ihm versinnbildlicht.

Es ist hier die Spiegelung des Menschen an seiner Hüllenorganisation angedeutet, die eng verbunden ist mit dem Leib der Mutter. Durch diese «Spiegelung» scheidet sich der physische Leib des Kindes ab. Die Erbanlage ist hier als Quadrat angedeutet. Sie tritt in das Gespräch mit der Hülle, dem Umkreis.

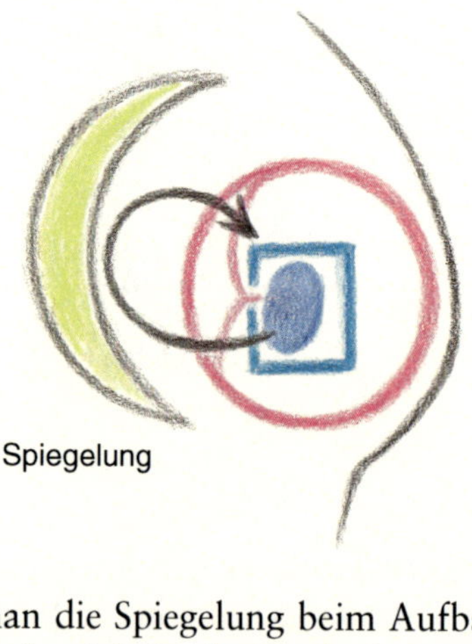

Eigentlich müsste man die Spiegelung beim Aufbau des Leibes nicht als Reflexion zeichnen, da sich in der Reflexion ein Bewusstseinselement

4 Steiner, R., *Heilpädagogischer Kurs*, GA 317, 8. Auflage, Dornach 1995.

5 Steiner, R., *Allgemeine Menschenkunde*, GA 293, 9. Auflage, Dornach 1992.

ausdrückt. Es kommt darauf an, dass bei der Spiegelung die Kraftlinien von außen nach innen gehen, in der Richtung, in der leiblicher Aufbau entsteht. Ich möchte im Weiteren jedoch bei der gespiegelten Darstellung bleiben, da in dieser das Gespräch zwischen Anlage und Hülle besser zum Ausdruck kommt.

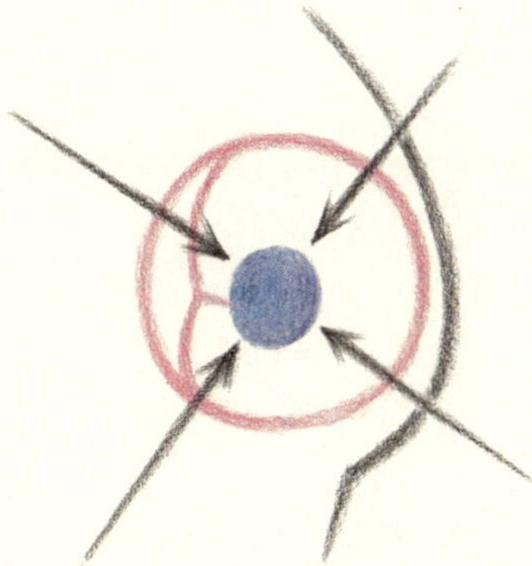

Hat sich die Hülle in ihrem Potential ganz in den Embryo hineingebildet, kann auf sie «verzichtet» werden. Es tritt die Geburt ein. Die physische Hülle wird abgelegt.

Die Atmung, die zuvor als Gasaustausch in der Plazenta an der Peripherie ablief, wird nun von innen her als Tätigkeit der Lunge übernommen, ebenso wird die Nahrungsaufnahme von innen her übernommen. Es drehen sich die Kraftrichtungen um. Die Hauptrichtung ging zuvor von außen nach innen, nachgeburtlich überwiegt die Richtung von innen nach außen.

Dieses Von-innen-nach-außen-Strahlen kann mit dem Strahlen der Sonne verglichen und versinnbildlicht werden. Die Geburt hieße somit: Den Übergang zu finden zwischen der umkreisorientierten, spiegelnden Bildetätigkeit des Mondes zu der von innen heraus strahlenden Sonne. Offensichtlich dabei ist, dass nur das nach außen strahlen kann, was vorher verinnerlicht wurde. Vor der Geburt ist der Mensch umkreisoffen, nach der Geburt schließt er sich gegenüber dem Umkreis tendenziell ab. Durch die Geburt tritt der Mensch in ein dann für sein weiteres Leben bleibendes Verhältnis zur Außenwelt.

Nebenbei sei erwähnt, dass schon äußerlich sichtbar die Schwangerschaft unter dem Einfluss des Mondes steht, während man nach der Geburt den kleinen «Sonnenschein» auf den Arm nimmt und ihn auf Herzhöhe hält.

Vorgeburtliche kosmische Kräfte müssen aus dem Umkreis nach innen vermittelt werden.

Nachgeburtlich drehen sich die Kraftrichtungen um. Was nach innen vermittelt wurde, kann jetzt nach außen strahlen.

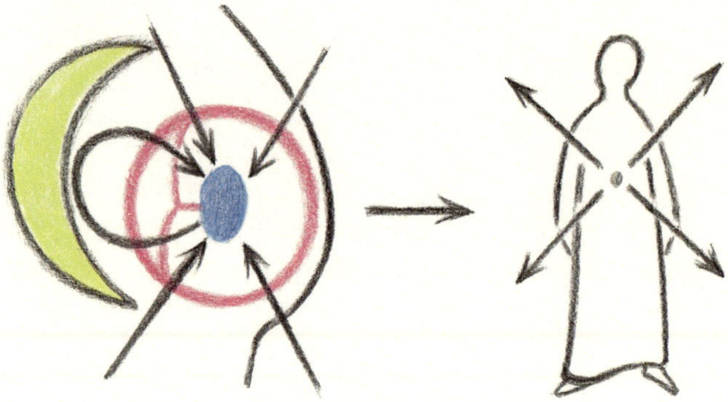

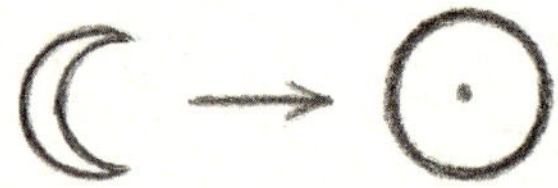

Geburt bedeutet den Übergang von Mond zu Sonne vollziehen.

Die Vorbereitung der ätherischen Geburt (1. Jahrsiebt)

Nun ist die physische Geburt nur die erste in einer Reihe von Geburten. Sie zeigt den Abschluss der Realisation der physischen Hülle an. In den ersten sieben Lebensjahren geht der Mensch schwanger mit seiner ätherischen Hülle.

Das Kind besitzt zwar einen ererbten Ätherleib, der aber durch den kosmischen, eigenen, «mitgebrachten» Ätherleib individualisiert werden muss. Hierbei ist die Konfiguration die gleiche wie bei dem vorgeburtlichen physischen Leib. Es gibt eine enge Verbindung zum Umkreis, in diesem Fall zu dem nahen sozialen Umkreis. Während die enge Verbindung des physischen Leibes mit dem mütterlichen Organismus evident ist, erscheint die Vorstellung einer gemeinsamen ätherischen Hülle, eines gemeinsamen Ätherleibes zwischen Kind und Umgebung ungewohnt. Einen Hinweis für das tatsächliche Vorliegen einer gemeinsamen Bildekräftewirksamkeit kann man darin finden, dass bei vertrauten Menschen, z. B. Ehepartnern, der eine dasjenige ausspricht, was der andere gerade denkt. Dem sonst nur durch den rein beschreibenden Begriff der Synchronizität bezeichneten Umstand liegt eine Leiblichkeit zugrunde, die von beiden in der gleichen Weise genutzt wird, ein gemeinsamer Ätherleib. Noch deutlicher wird das Wirken des gemeinsamen Ätherischen bei Hundebesitzern, die bis in die Physiognomie hinein ihren Hunden ähneln. Gerade alte, einsame Menschen, die viele Jahre eng mit einem Hund zusammenleben, gleichen sich in ihrem Ausdruck immer mehr dem Hund an und umgekehrt, ein Umstand, der durch eine Psychologie ohne konkreten Leibbezug nicht erklärt werden kann. Anmerkung: Die Hauptfrage beim Trauungsritual in der Christengemeinschaft ist die Frage, ob das Paar die «Lebensgemeinsamkeit» eingehen und pflegen will; gemeint ist der gemeinsame Ätherleib.

Rudolf Steiner schildert als Haupterziehungsprinzip im 1. Jahrsiebt die Nachahmung.[6] Indem das Kind mit seinen Eltern oder Bezugspersonen das Leben teilt, ahmt es sein Gegenüber nach und verinnerlicht dessen Organisation, verwächst mit ihm.

Es findet eine Art Angleichung durch die Anlage des gemeinsamen Ätherleibes statt. Indem die Bezugsperson, z. B. die Mutter, auch die Hülle des individuellen Ätherleibes, die das Kind aus dem Kosmos hereinträgt, in sich aufnimmt und sie in sich leben lässt, ahmt das Kind nicht nur die Mutter nach. Es ahmt auch seinen *eigenen*, noch nicht verwirklichten Anteil nach, insofern er schon in der Mutter lebt. So vollzieht sich Inkarnation.

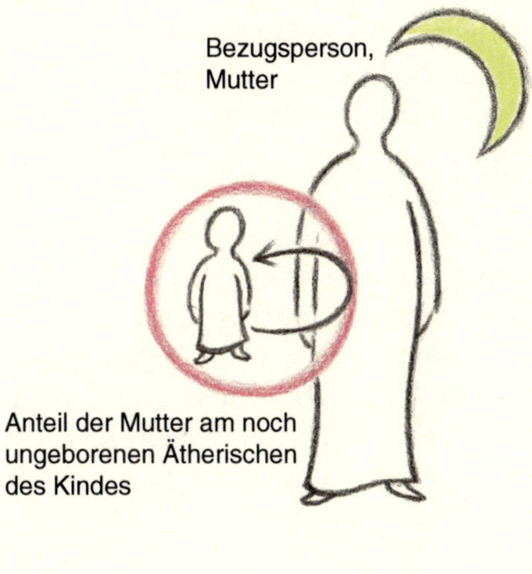

6 Steiner, R., *Die Erziehung des Kindes,* in Lucifer-Gnosis, S. 324, GA 34, 2. Auflage, Dornach 1987.

Die Bezugsperson teilt im gemeinsamen Ätherleib den noch nicht realisierten ätherischen Teil der Hülle des Kindes. Das Kind ahmt die Mutter, die Bezugsperson nach und kommt dabei zu *sich*.

Es vollzieht sich in der Nachahmung also eine zweifache Spiegelung, wobei wie auch bei der oben beschriebenen Spiegelung des physischen Leibes sich realer leiblicher Aufbau vollzieht, also nicht nur ein schattenhafter Prozess abläuft. Auf der einen Seite spiegelt sich das Kind an der Mutter und ahmt das Wesen der Mutter nach. Hierbei vollzieht sich ein Prozess, der die Mutter nicht nur in ihrem Handeln oder Fühlen nachahmt. Die Nachahmung vollzieht sich in allen Wesensgliedern bis in die physische Leibbildung. Es wird das ganze Sein der Erwachsenen nachgeahmt. Die zweite Spiegelung liegt in dem Sich-selbst-Nachahmen, ein Sich-Angleichen, Sich-Gleichmachen dem, was auch in der Mutter lebt: Der eigene noch nicht inkarnierte ätherische Anteil wird mit nachgeahmt und dadurch inkarniert. In der Nachahmung ist es nicht so wichtig, was der Erwachsene *sagt*. Wichtig ist, *was er ist*. Die Tiefe dieses Vorganges kann man ahnen, wenn man bedenkt, dass Wolfskinder, die kein sich aufrichtendes Ich als Gegenüber hatten, sich eben selbst nicht aufrichteten. Wir können uns ohne andere Menschen nicht als Mensch inkarnieren. Ganz deprivierte Kinder finden sich gar nicht in einem anderen Menschen und sterben.

Das Kind will, damit es sich in die Welt hineinfinden kann im ersten Jahrsiebt, das Grunderlebnis haben: Die Welt ist gut.[7]

Was sich abspielt über das gemeinsame Ätherische, ist das, was die Grundlage von *Bindung* darstellt. Was in der Bindungsforschung rein psychisch aufgefasst wird, hat seine leibliche Dimension in der gemeinsamen ätherischen Gestaltung.

Man versteht dadurch, warum Bindungspersonen nicht austauschbar sind. Die Konfiguration ihrer Wesensglieder, die nachgeahmt werden will, ist individuell. Das Wichtigste aber ist der Umstand, dass ein noch nicht geborener Teil des Kindes selbst schon in der Bindungsperson lebt. Hier findet das Kind *sich selbst*. Martin Bubers Ausspruch, «der Mensch wird am Du zum Ich»,[8] lässt sich so verstehen, dass der Ort, in dem ein Teil des sich inkarnierenden Wesens, nämlich seine Hülle, lebt, die

---

7 Steiner, R., *Allgemeine Menschenkunde*, GA 293, 9. Auflage, Dornach 1992.

8 Buber, M., *Das dialogische Prinzip*. Verlag Lambert Schneider GmbH, Heidelberg 1984.

Leiblichkeit seiner Bezugspersonen ist. Wir inkarnieren uns über uns liebende Menschen, die sich uns zur Verfügung stellen. Natürlich spiegelt sich auch die Mutter im Kind, ein sehr wichtiger Vorgang, der in der Bindungsforschung als Bonding bezeichnet wird und einen wesentlichen Teil der Bindungsgestaltung vonseiten der Mutter ausmacht, ein Aspekt, den wir hier nicht weiter ausführen wollen.

Sobald sich die Ätherleibhülle realisiert hat, nachdem alle Zukunftsimpulse, die in der ätherischen Hülle lagen, haben Leib werden können, kann die Hülle abgelegt werden. Bei der Ätherhülle dauert das etwa 7 Jahre. Es tritt dann die sogenannte Schulreife ein. In diesen 7 Jahren mussten die Organe ausreifen. Bis in ihren hintersten Winkel hinein sollte das eigene, «mitgebrachte» ätherische Prinzip sich gegenüber dem Ererbten geltend gemacht haben.

Exkurs: gemeinsamer Ätherleib

Das Verständnis vom gemeinsamen Ätherischen ist für die Psychotherapie und die Pädagogik von grundlegender Bedeutung. Hier liegt die Möglichkeit, leiblich zu verstehen, was es bedeutet, über die Beziehung zu heilen. Hier kommen die Aussagen Steiners, man müsse beim Heilen über das Ätherische gehen,[9] mit der Aussage zusammen, beim Heilen müsse vom rhythmischen System ausgegangen werden,[10] bzw. alle Gesundheit gehe von der Atmung aus.[11] Das Grundprinzip ist dabei dasjenige, dass sich im gemeinsamen erlebenden Tun die gleiche innere Struktur ausbildet. Das Ätherische kann aufgefasst werden als die Substanzseite vom astralischen Erlebnis, als die Substanz von Denken, Fühlen und Wollen. Wenn man es im Bild ausdrücken will, ist das astralische Erlebnis das Auf und Ab der Wellen im Wasser, die Substanz des Erlebens das Wasser selbst. Wenn zur gleichen Zeit das Gleiche erlebt wird, wirkt sich das gestaltbildend auf die eigene Substanz aus. Man fängt an, die gleiche Erlebnisgrundlage zu entwickeln, gleiche Formen des Ätherischen auszubilden.

---

9 Steiner, R., *Gesichtspunkte zur Therapie*, GA 313, 5. Auflage, Dornach 2001.

10 Steiner, R., *Der Mensch als Zusammenklang des schaffenden, bildenden und gestaltenden Weltenwortes*, GA 230, 7. Auflage, Dornach 1993.

11 Steiner, R., *Das Miterleben des Jahreslaufes in vier kosmischen Imaginationen*, GA 229, 8. Auflage, Dornach 1999.

Der gemeinsame Ätherleib kann auf dreierlei Art gepflegt werden,[12] wobei hier sowohl das schon im Physischen inkarnierte wie auch das Hüllenwesen, das noch nicht geborene Ätherische gemeint ist:

1 Das gemeinsame Essen

Gemeinsames Essen stellt seit jeher ein gemeinschaftsbildendes Ereignis dar, das in allen Kulturen gepflegt wurde. Man stelle sich Christus und die Jünger beim Abendmahl vor und ein Jünger würde sagen: Ich habe mir mein eigenes Brot mitgebracht. Die Gemeinschaftsbildung wäre nicht möglich.

2 Das gemeinsame Atmen

Hier ist eine Sphäre gemeint, die nicht ganz so stofflich ist wie die des gemeinsamen Essens. Was der eine ausatmet, atmet der andere ein. Man muss miteinander schon einige Zeit verbringen. Wir wissen, wie man Kinder an sich binden kann, wenn man sie zu lange im elterlichen Schlafzimmer schlafen lässt. Schläft ein Paar nicht im selben Zimmer, lohnt es sich hinzuschauen, ob diese fehlende Sphäre des gemeinsamen Atmens durch Anderes ausgeglichen werden sollte. Sexualität und Berührung überhaupt scheinen mir auch in diese Sphäre hineinzugehören. Das Sich-am-anderen-Spüren ist eine wesentliche Erfahrung, die uns zu uns selbst bringt. Berührung wird von den meisten Menschen als essentiell für eine Partnerschaft erlebt. Alte Menschen erleben den Mangel an Berührung oft als besonders schwerwiegend.

3 Gemeinsame Erlebnisse teilen

In dem Wort Er*leb*nis steckt das Leben, das ätherische Element, schon drinnen. Jeder weiß, dass sich Freundschaften nicht halten können, wenn man nichts zusammen unternimmt. Man lebt sich auseinander. Doch ist es auch notwendig, den Anderen teilnehmen zu lassen an dem, was man allein erlebt hat. Es geht hierbei nicht um die Mitteilung dessen, was geschehen ist, sondern darum, den Anderen am eigenen Erlebnis so teilnehmen zu lassen, als hätte er es selbst erlebt.

Wenn ich meine Frau früher, als die Kinder noch klein waren, am Abend gefragt habe, was sie am Tag erlebt hat, und sie hätte mir geantwortet: «Ich habe die Kleine gewickelt, bin einkaufen gegangen, dann auf den

---

12 Persönliche Mitteilung Mechtild Oltmann, Priesterin der Christengemeinschaft Berlin.

Spielplatz, habe Essen gemacht und bin dann wieder auf den Spielplatz gegangen», dann hätte das alles gestimmt. Es hätte sich aber nichts an gemeinsamem Ätherischen aufgebaut. Damit dies geschehen kann, muss man anders erzählen, z. B. so: «Weißt du, was heute passiert ist? Ich höre die Kleine rufen und ich merke schon, irgendetwas ist anders an ihrer Stimme. Ich gehe rein in ihr Zimmer und da steht sie das erste Mal alleine in ihrem Bettchen.»

Man fällt ins Präsens, wenn man so erzählt. Es ist, als wenn man den Zuhörer an die Hand nimmt, ihn neben sich stellt und das Erlebnis mit ihm zusammen hat. Man lässt zur gleichen Zeit das Gleiche durch die Seele ziehen. Dabei baut man innere Strukturen des Erlebens auf, und *das* ist es, was in der Beziehung zwischen Menschen den Boden gibt, auf den man sich gemeinsam stellen kann. Eine Kommunikationstheorie, die in Kategorien von Sendern und Empfängern denkt, die vom Codieren und Decodieren spricht, erfasst nur den Aspekt von Informationsaustausch, nicht den leiblichen Aspekt der inneren Substanzbildung. Wenn man mit einem Kind spricht, merkt man es am deutlichsten. Das Kind versteht einen nur, wenn man in der Lage ist, innerlich in das Kind hineinzuschlüpfen, gleichsam aus seinen Augen heraus sich selbst anzuschauen und in diesem empathischen Vorgang aus dem Empfinden des Seelenbodens, auf den meine Worte fallen, zum Kind zu sprechen.

Diese Fähigkeit ist bei Männern oft nicht so gut ausgebildet wie bei Frauen. Es zeigt sich hier wahrscheinlich ein Aspekt der Polarität vom männlichen Ätherleib der Frau und dem weiblichen Ätherleib des Mannes.[13] Das mehr suchend, spermienartig[14] sich ausbreitende freie Ätherische der Frau macht eine andere Geste der Empathie als das sich brütend zurückziehende Ätherische des Mannes. Die Sphäre des Wortes wird vom Mann oft als viel intimer erlebt als von der Frau. Frauen neigen leichter als Männer dazu, Beziehungen zu zerstören durch ein «Fremdgehen im Wort». Angelegenheiten, die in die Paarbeziehungen gehören, werden mit der Freundin besprochen, die gemeinsame ätherische Sphäre wird dann nicht genügend geschützt. Männer dagegen sind leichter erotisch zu verführen. Natürlich sind hier nur Tendenzen angesprochen.

---

13 Steiner, R., *Die Welträtsel und die Anthroposophie*, GA 54, 2. Auflage, Dornach 1983.

14 Mündliche Mitteilung von Bart Maris, Frauenarzt in Krefeld.

Die Vorbereitung der astralischen Geburt (2. Jahrsiebt)

Dann tritt die Situation ein, dass das Ätherische nicht mehr vorwiegend im Organaufbau, also im Sinne unserer obigen Darstellung von außen leibbildend engagiert ist. Ein Teil wird jetzt frei als neue Grundlage für bewusstes seelisch-geistiges Erleben. Natürlich ist auch schon zuvor etwas frei. Man spürt aber, wie das Kindergartenkind die noch enger gefasste Hülle braucht, um zu sich kommen zu können. Die Aufmerksamkeit kann noch nicht länger gehalten werden. Die Abwesenheit der vertrauten Menschen wird nicht lange vertragen.

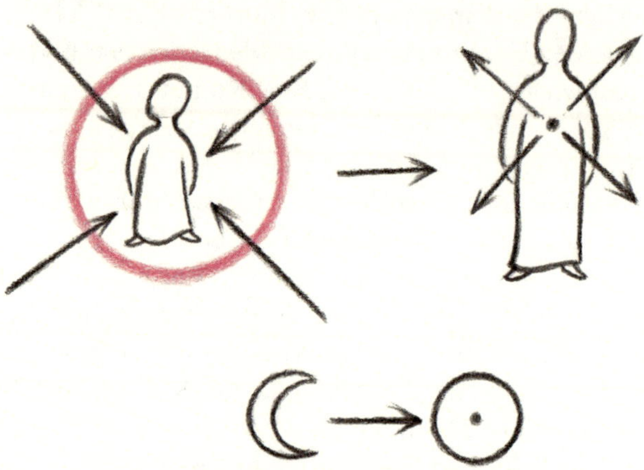

Ätherische Hülle wird abgelegt, ätherische Geburt, verinnerlichte eigene Kräfte stehen als Denk- und Erlebniskräfte dem Seelischen zur Verfügung.

Die nun folgende Periode zwischen Zahnwechsel und Geschlechtsreife bezeichnet Rudolf Steiner als die gesündeste Lebensphase des Menschen. Das eigene ätherische Prinzip ist schon wirksam, die abbauende Geste des astralischen und des Ich-Prinzips wirkt noch nicht so tief. Rudolf Steiner nennt das Erziehungsprinzip, das in dieser Lebensphase gelten soll, das *der geliebten Autorität*[15], an einer Stelle nennt er es auch «Nachahmung der fremden Art»[16]. Es wird der eigene Astralleib integriert, eine Schwangerschaft, die etwa bis zum 14. Lebensjahr dauert.

15 Steiner, R., *Allgemeine Menschenkunde*, GA 293, 9. Auflage, Dornach 1992.

16 Steiner, R., *Die Erkenntnis des Übersinnlichen in unserer Zeit*, GA 55, 2. Auflage, Dornach 1983.

Das Entwicklungsprinzip ist das gleiche wie bei der Nachahmung zuvor. Der Mensch benötigt, um eigene mitgebrachte Impulse auf die Erde, also in seine Leiblichkeit zu bringen, den anderen Menschen. Bei der Verinnerlichung der astralen Hülle kommt es auf die Ich-geführte Astralität der Beziehungsperson an. Mit seinen Seelenkräften, insbesondere den frei gewordenen, nun langsam handhabbaren ätherischen Kräften, lernt das Kind zu denken und die Gestaltungen, die in der Welt zu dem gewordenen Weltinhalt geführt haben, nachzuvollziehen. Das Kind lebt sich fühlend in die Gestaltungskräfte hinter dem Denken, hinter dem Bildgestalten ein. Leichter wird es ihm, sein eigenes Wesen zu realisieren, wenn es in der Grundstimmung leben darf «die Welt ist schön»,[17] wenn es also in eine Gefühlswelt eintauchen darf, die weniger getränkt ist von Sentimentalität, sondern sich eher an den ewigen Gesetzmäßigkeiten des in der Kunst waltenden Geistigen orientiert. Die Aufgabe des Lehrers ist es, dem Kind die Augen zu öffnen für die Schönheit der Welt und es diese tief empfinden zu lassen.

Das Ätherische hatten wir bezeichnet als die Substanz von Denken, Fühlen und Wollen, das gemeinsame Ätherische als die Substanz, über die der Mensch sich ätherisch inkarniert und die sich in Bindungen zeigt. Die Substanz des gemeinsamen Astralischen können wir suchen in demjenigen, was in der Kunst als Gesetzmäßiges waltet, woraus wir unseren Astralleib, seine Organisation aufbauen, wo wir uns künstlerisch ernähren, was *die Welt schön* macht.

Eine der hauptsächlichsten Hinweise Rudolf Steiners an die Waldorflehrer ist der Hinweis, dass der Unterricht in den ersten 8 Jahren durch und durch künstlerisch gestaltet werden soll. Durch zu frühes Fordern von Kräften, die erst nach der Pubertät gesunderweise da sein können, etwa durch Sexualität, virtuelles Erleben oder durch Parentifizierung, wird die Realisation der astralischen und der Ich-Hülle behindert. Es wird gewissermaßen eine astrale Frühgeburt provoziert.

Häufig haben wir es dann mit Menschen zu tun, deren Empfindungsleben leibgebunden bleibt und die dementsprechend vorwiegend Gefühle ausbilden können, die selbstreflexiven Charakter haben im Sinne von «find ich gut – find ich nicht gut». Der Mensch mit astralischer Frühgeburt kommt nicht leicht von sich selbst los. Er konnte seinen Astralleib nicht wirklich individualisieren und zeigt sich in ihm unbeweglich. Die

17 Steiner, R., *Allgemeine Menschenkunde*, GA 293, 9. Auflage, Dornach 1992.

therapeutische Wirkung von Kunst liegt in dem Ausrichten der Seele auf Erlebnisse, die den Menschen über sich selbst und seine leibgebundene Astralität hinausführen. Empfindungen, die in der Lage sind, etwas *über die Welt* auszusagen, wie z. B. gegenüber Kunstwerken oder im religiösen Erleben, sind dem Menschen mit astraler Frühgeburt schwerer möglich, aber umso wichtiger.[18]

Gerade in dem Aufschließen der Seele gegenüber Geistigem liegt eine wesentliche Aufgabe der Erziehung. In der künstlerischen Betätigung kann der junge Mensch zu einem Empfindungsleben kommen, innerhalb dessen er sich als schöpferisch erleben kann. Das Gefühlsleben wird «desomatisiert».

Exkurs: Essstörung

Am Übergang vom 2. zum 3. Jahrsiebt treten insbesondere beim weiblichen Geschlecht Essstörungen auf. Das Manifestwerden liegt etwas später, der Beginn jedoch etwa um die Pubertät herum. Die neuen Empfindungsmöglichkeiten, die mit der Geburt des Astralleibes zusammenhängen, bringen Gefahren mit sich im Erleben der Jugendlichen. Bekannt ist die typische Psychodynamik am Übergang zum Frauwerden mit entsprechenden Ängsten, die Rolle des Mädchens innerhalb des Familiensystems, der Autonomiekonflikt und das hohe Kontrollbedürfnis, was in der Symptomatik zum Ausdruck kommt.[19]

Worauf hier hingewiesen werden soll, ist die Angst, tiefere Bindungen nicht eingehen und gestalten zu können, die Angst vor dem Aufbau eines gemeinsamen Ätherischen mit anderen Menschen, das nach der Geburt des Astralleibes anderen Anforderungen genügen muss. Meine Essstörungspatienten fühlen sich meist angesprochen von folgendem Bild:

Stellen Sie sich vor, Ihre Seele ist eine Badewanne.

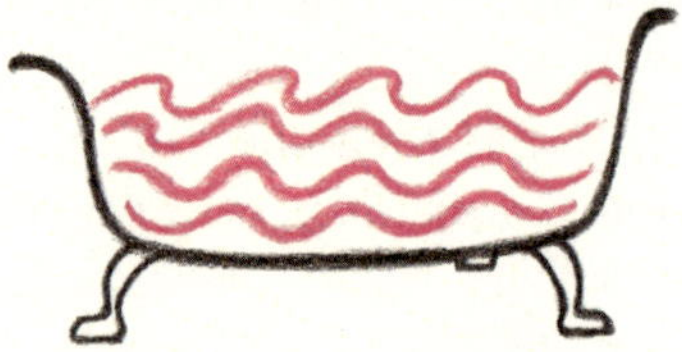

18 Kühlewind, G., *Das Leben der Seele zwischen Überbewusstsein und Unterbewusstsein*, 2. Auflage, Verlag Freies Geistesleben, Stuttgart 1986.

19 Herpertz, S. et al., *S3-Leitlinie Diagnostik und Behandlung der Essstörungen*, Springer-Verlag, 2. Auflage, Berlin Heidelberg 2019.

Der Seegang ist das Auf und Ab der Gefühle. Was machen Sie, wenn Ihnen der Seegang zu groß ist und Sie meinen, das nicht aushalten zu können?

Sie lassen das Wasser ab.

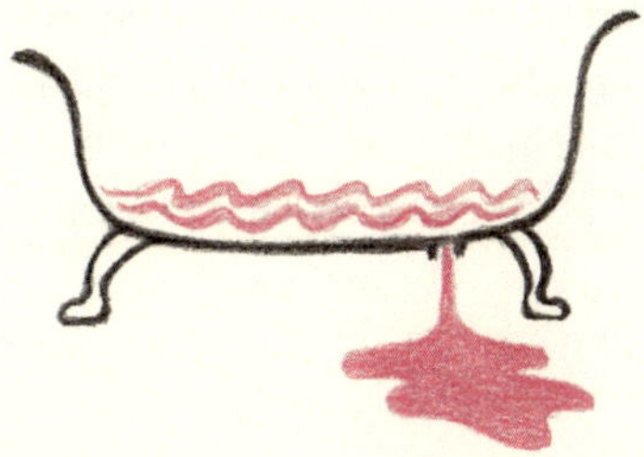

Dann hat man weniger anstrengende Gefühle. Aber dieses Wasser ist das Wasser des Lebens. Es macht Sie lebendig und: Man kann es teilen mit anderen Menschen. Dann erzähle ich ihnen vom gemeinsamen Lebensleib. Das verstehen eigentlich alle Patienten. Sie verstehen auch, dass sie gerade davor Angst haben, was mit der Pflege des gemeinsamen Ätherleibes zu tun hat: Gemeinsames Essen? – Großes Problem. Häufig wird alleine oder heimlich gegessen. Gemeinsames Schlafen? Gerade Sexualität ist doch ein Riesen-No-go-Gebiet, wo man so verletzt werden kann. Und gemeinsame Erlebnisse austauschen? Wie ist das mit der Offenheit bei Essstörungspatienten? Was muss alles verschwiegen werden?

Wenn man den Patienten erzählt, dass man in der Therapie versucht, das Wasser des Lebens wieder aufzufüllen, ist das für die Patienten unmittelbar einsichtig. Die Badewanne der Seele wird oft noch nach Jahren erinnert.

Auf dem Weg zur ICH-Geburt (3. Jahrsiebt)

Bei der Realisation der Ich-Hülle wendet der Mensch sich an seinen Umkreis mit der Frage, wie eigenständig dieser sein Leben gestaltet. Was ist selbst errungen, was ist sozial-konformistisch? Lehrer, die in ihrer Eigenständigkeit nicht überzeugen, werden abgelehnt. Der junge Mensch muss lernen, seinen Willen gemäß seinem Ich zu führen, zunächst noch an Vorbildern orientiert, dann immer mehr selbstbestimmt. Wichtig ist in dieser Zeit das übende Sich-Einlassen auf Inhalte, die man noch nicht überblickt oder beherrscht, wie z. B. das Üben eines Musikinstrumentes oder das Üben von Bewegungsabläufen beim Sport. Das Eingliedern der Ich-Hülle ist diagnostisch nicht leicht zu fassen. Meist findet man bei

Menschen, deren Inkarnation dieser Hülle gestört ist, auch tieferliegende Störungen, sodass die Symptomatik dann nicht der Realisierung der Ich-Hülle allein zuzuordnen ist. Insgesamt geht es darum, wie das Allgemein-Menschliche individualisiert wird. Der Mensch im dritten Jahrsiebt ist in seinem Umkreis auf der Suche nach der verantworteten inneren Menschheit seines Gegenübers. Das Prinzip der Realisation ist das gleiche wie für die vorherigen Leibeshüllen. Das Ich spiegelt sich in seinen sozialen Bezugspersonen. Der Personenkreis wird jedoch weiter.

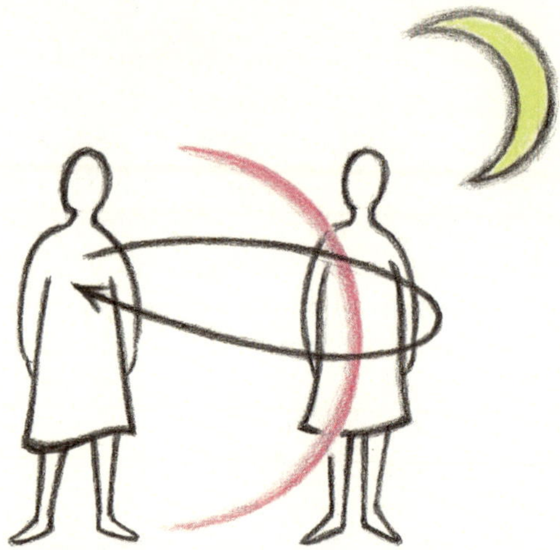

Der junge Mensch orientiert sich an seinen Vorbildern, daran, ob sie ihr Leben aus einem selbst verantworteten Ich heraus gestalten. Leben sie in Konventionen? Sind sie eigenständig? Es ist die innere Wahrhaftigkeit im Gegenüber, die von den jungen Menschen dieses Lebensalters besonders gesucht wird. Sie wollen erleben «die Welt ist wahr».[20]

In unserem Kulturkreis tritt der Mensch in diesem Lebensalter aus der Schule heraus und ist dabei, eine Berufsausbildung anzufangen, hat sie vielleicht auch schon abgeschlossen. Er tritt aus seinem sozialen Bezugsrahmen heraus und fängt an, seinen Lebensweg von innen heraus zu gestalten.

---

20 Steiner, R., *Allgemeine Menschenkunde als Grundlage der Pädagogik*, GA 293, 9. Auflage, Dornach 1992.

Mit 21 Jahren kommt er allmählich in die Situation, gegenüber seinem Handeln in volle Verantwortung zu treten (auch im rechtlichen Sinne beim Jugendschutzgesetz).

Neurose als Ergebnis nicht gelungener Hüllenrealisation

Mit 21 Jahren sind die mitgebrachten «Hüllen» realisiert. Vergangenes, Vorgeburtliches hat sich leiblich ausgedrückt. Was im Weiteren geschieht, muss der Mensch selbst verantworten. Was nicht hat individualisiert werden können, bleibt als Entwicklungshindernis und als Entwicklungsaufgabe bestehen. Was nicht verinnerlicht werden konnte, kann im Sinne der oberen Darstellung nicht von innen heraus strahlen.

Wenn z. B. der Vater nicht zur Verfügung stand, kann es im späteren Leben eine Herausforderung sein, männliches Verhalten zu zeigen. Wer sich aus seiner kindlichen Beziehung zu seiner Mutter nicht lösen konnte, hat es schwer, eigene Schritte zu gehen.

Es zeigt sich hier die Möglichkeit, die Neurose aus dem Punkt-Umkreisproblem heraus zu verstehen. Der Mensch fühlt sich einer Anforderung nicht gewachsen und reagiert kindlich, indem er sich gefangen zeigt auf einem Entwicklungsniveau, auf dem er den anstehenden Individuationsschritt nicht machen konnte. Er wendet sich kindlich an seinen Umkreis, erscheint nicht eigenständig, sondern auf besondere, auf ihn zugeschnittene Reaktionen seiner Umwelt angewiesen, also Umkreis-gebunden. Wenn die Umwelt mitspielt, kommt er nicht in die Krise. Problematisch wird es, wenn die Mitmenschen sich verweigern und von ihm eigenständiges «erwachsenes» Verhalten fordern. Je weniger sich der Individuationsprozess vollzogen hat, desto abhängiger bleibt der Mensch von den Reaktionen seiner Umwelt. Man kann das sehen an z. T. sehr aufwendigen Helfernetzwerken, die Menschen mit Borderline-Persönlichkeitsstörung benötigen.

Die neurotische Konfiguration besteht also darin, dass der Mensch leiblich nicht zur Abbildung bringen konnte, was er an individuellen Impulsen aus dem Vorgeburtlichen mitgebracht hat. Er kann nicht von innen heraus strahlend, willentlich agieren, sondern bleibt in seinem Konfliktbereich in der kindlichen Geste des Umkreisbezuges verhaftet. Er erwartet Spiegelung und Verantwortungsübernahme von der Umgebung. Dieser Vorgang darf nicht allein psychisch verstanden werden, sondern er hat genauso eine leibliche Dimension. Wir werden auf diese Dimension im Kapitel über Erinnerungsbildung noch näher eingehen.

In der bisherigen Darstellung wurde versucht, Rudolf Steiners Angaben, wie sich Vorgeburtliches in den leiblichen Hüllen ausdrückt, aufzugreifen und hieraus Aspekte für den Entwurf einer Entwicklungspsychologie zu gewinnen. Der entscheidende Ausgangspunkt der Betrachtung ist, dass der Mensch eine vorgeburtliche kosmische Existenz besitzt, die sich in ein Verhältnis setzen muss zu der von seinen Eltern ererbten Leiblichkeit.

Bis zum 21. Lebensjahr bildet sich im gesund verlaufenden Inkarnationsprozess leiblich aus, was die Individualität sich aus vergangenen Erdenleben mitgebracht hat. Er erwirbt sich, was er von seinen Eltern ererbt hat, um es zu besitzen,[21] um mit diesem Instrument durch das Leben zu gehen.

Hat sich in diesem Sinne «Vergangenes» ausgebildet, konnte es sich realisieren, wird es die Grundlage für die Zukunft. Das Prinzip, Kosmisches auf die Erde zu bringen, bestand darin, sich an seine Hülle wenden zu können, Eins zu werden mit Menschen, über die wir uns inkarnieren, indem unser Wesen im anderen Menschen schon da ist und wir uns liebend mit ihm und damit mit unserer kosmischen Vergangenheit verbinden. Seelische Gesundheit hat in diesem Sinne mit Individuation zu tun – zu dem zu werden, der man sein kann.

Dieses Prinzip des Eins-Werdens mit dem eigenen geistigen Umkreis wird uns noch weiter beschäftigen, weil es auch über das 21. Lebensjahr hinaus bestimmendes Entwicklungsmoment bleiben wird. Nur ist ab diesem Zeitpunkt das, was leiblich werden «wollte», abgeschlossen. Der Mensch hat die Grundlage für die leibliche Individuation gelegt. Wenn der Mensch sich ab dem 21. Lebensjahr an seinen eigenen Umkreis wendet, holt er nicht mehr geistige Vergangenheit auf die Erde, sondern schafft mehr und mehr an seiner Zukunft.

Durch die bisherige Darstellung konnte deutlich werden, wie die Realisation der Hüllen die Grenzen des Seelenraumes absteckt, den der junge Mensch nach dem 21. Lebensjahr zur Verfügung hat auch im Hinblick auf seine geistige Entwicklung. Hier sind nämlich ebenso Widerstände zu überwinden, der Leib muss nach und nach umgewandelt werden, um Ausdruck des eigenen Geistigen zu werden.

Wir haben an der Betrachtung der Geburt gesehen, wie der Mensch die Geste des Mondes in die Geste der Sonne wandelt. Was vor der Geburt von außen gewirkt hat, kann später von innen wirksam werden. Alles

---

21 Goethe, J. W. v., *Faust*. Teil 1, Philipp Reclam jun., Stuttgart 1986.

kommt darauf an, was wir für eine innere Beziehung zur Sonne gewinnen können, wie wir altes Karma (Mond) überführen in Zukunftsgestaltung (Sonne).[22]

Eine weitere Betrachtung kann uns helfen, das Verhältnis vom Menschen zu Mond und Sonne noch tiefer zu verstehen. Als sogenannter Mondknoten wird in der Astronomie jene Konfiguration bezeichnet, die das spezielle Verhältnis von Sonne, Mond und Erde in der Ekliptik ausmacht zum Zeitpunkt der Geburt und die alle 18 Jahre, 7 Monate und 10 Tage wiederkehrt.[23]

Der Mensch findet zu diesem Zeitpunkt die gleiche kosmische Konstellation wieder wie zu seiner physischen Geburt. Wenn man davon ausgeht, dass der Zeitpunkt der physischen Geburt nicht zufällig gewählt wird, sondern eng mit der Ich-Wesenheit des Menschen verbunden ist, haben die Mondknoten im Lebenslauf des Menschen eine besondere Bedeutung. Hier kommt dem Menschen von außen kosmisch entgegen, was er als inneren Inkarnationsprozess, als Inkarnationsthema in sich trägt. In Mondknotenzeiten verdichtet sich z. B. oft eine innere Thematik und erscheint dem Menschen als äußere Konfliktsituation. Das Verhältnis von Sonne, Mond und Erde im eigenen Sinne zu gestalten, kann der oberen Darstellung folgend als Entwicklungsaufgabe des Menschen verstanden werden. Zunächst geht es darum, sich durch andere Menschen zu inkarnieren und geboren zu werden, ein Individuationsprozess auch im substanziellen Sinn, wobei Mond zu Sonne gewandelt wird, und zwar auf der Erde. Später, wenn man beginnt, seine eigene Entwicklung in die Hand nehmen zu können, hat man als Grundlage des Lebens das mehr oder weniger gelungene Ergebnis der Hüllenrealisation. Könnte der Mensch all seine Inkarnationsimpulse vollumfänglich umsetzen, könnte er all sein Zukunftspotential auf die Erde bringen, bliebe ihm in der Inkarnation keine Entwicklungsaufgabe übrig. Die nicht realisierten Hüllenanteile bedeuten für ihn in seiner Entwicklung wichtige Entwicklungshindernisse, die ihn zur seelischen und leiblichen Umgestaltung auffordern. Er erlebt sie als Anteile seines Seelischen, mit denen er sich nicht identifizieren kann. Sie bedeuten Bruchstellen im eigenen Wesen, die durch sein eigenes Zutun ausgeglichen, umgeschmolzen werden müssen.

Er hat zwei Möglichkeiten, dies zu tun.

---

22 Steiner, R., *Esoterische Betrachtungen karmischer Zusammenhänge*, GA 235, 8. Auflage, Dornach 1994.

23 Roder, F., *Die Mondknoten im Lebenslauf*, Verlag Freies Geistesleben, 1. Auflage, 2005.

Die eine Möglichkeit besteht darin, das Fehlende, was er nicht verinnerlichen konnte, frei zu entwerfen, gewissermaßen auf Probe. Die andere besteht darin, nachzureifen in dem Sinne, dass noch vorhandenes Entwicklungspotential auf die Erde gebracht wird. Hierbei, bei diesen zwei Prozessen geburtshelferisch zu unterstützen, ist die Aufgabe von Psychotherapie.

Während dem Menschen seine Lebensthematik zur Zeit des Mondknotens schicksalhaft von außen begegnet, trägt er dieselbe Aufgabe zeitlebens in sich auch ohne die spezifische kosmische Konstellation des Mondknotens. Sich dieser inneren Thematik bewusst zu werden, kann Aufgabe von Selbsterkenntnis bzw. von Psychotherapie sein. Es geht darum, in einer Art permanenter Mondknotenstimmung auf der Erde stehend Mond und Sonne in ein eigenes inneres Verhältnis zu setzen.

Bildlich gesprochen kann man versuchen, innerlich die Spiegelung des Mondes wahrzunehmen, sich mit beiden Beinen auf die Erde zu stellen und dann die Sonne aufgehen zu lassen.

Patientenbeispiel (Mondknotengeschichte)

Eine 56-jährige Patientin wurde auf die psychosomatische Station der Filderklinik aufgenommen wegen psychogener Schluckstörung. Die Patientin konnte praktisch keine Flüssigkeit mehr zu sich nehmen, war exsikkiert und musste intravenös mit Flüssigkeit versorgt werden. Es zeigte sich eine typische Konfliktsituation, in der es die Patientin nicht schaffte, ihre Anliegen zu äußern, für ihre Bedürfnisse einzustehen. Sie arbeitete im Büro eines kleinen handwerklichen Betriebes, den der Mitte siebzigjährige Vater immer noch mit eiserner Hand führte. Gegen ihn kam sie nicht an, lehnte sich aber innerlich gegen ihn auf. Eigentlich wollte sie oft dagegenhalten, wenn ihr Vater etwas wollte, schluckte es aber herunter, blieb still. Es handelte sich also um eine klassische Konversionsstörung, die durch Psychotherapie und Bewusstwerdung des symbolischen Inhaltes der körperlichen Symptomatik gut zu behandeln ist. Interessant war, dass sie auf die Frage, ob sie solch eine Symptomatik schon einmal in ihrem Leben erlebt habe, antwortete: «Ja, schon zweimal, einmal mit 18 und einmal mit 37.» Der äußere Konflikt war jeweils der gleiche, die Auflehnung gegen den Vater.

Erstaunlich war ihr erstes Bild in der Kunsttherapie. Es wird bei uns in der Filderklinik beim ersten Bild kein Material und kein Thema vorgegeben.

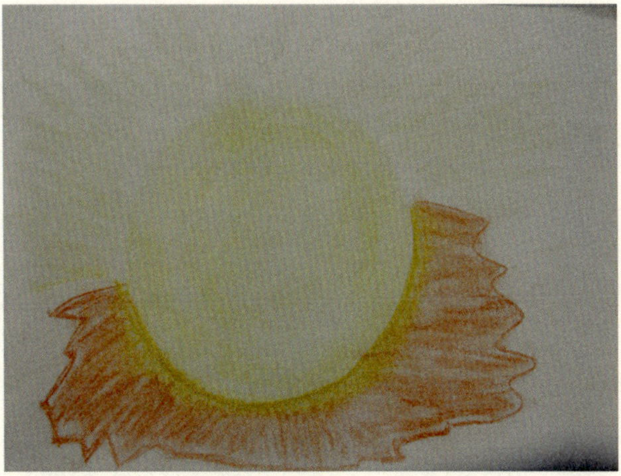

«Die Sonne bin ich. Das Untere ist meine Familie. Die will mich immer festhalten, will mich nicht meinen eigenen Weg gehen lassen.»

Die Patientin hat ihren Mondknoten ins Bild gebracht. Die Sonne in der Umklammerung des Mondes. Sie kommt nicht weg von der Umkreisorientierung, kann ihre Sonne nicht aufgehen lassen.

Es folgen Bilder, auf denen die Sonne sich frei macht, gelöster ist vom Umkreis, der in den Hintergrund tritt.

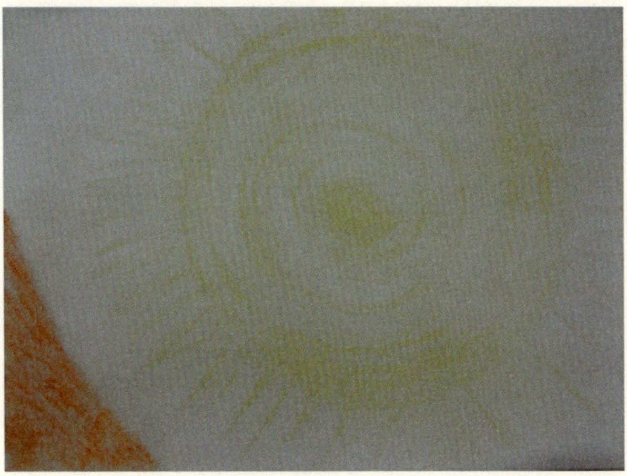

Es erscheinen geometrische, irdische Elemente auf einem Bild.

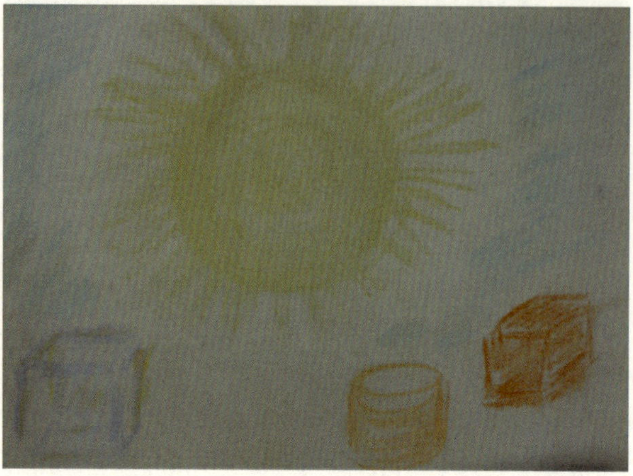

Schließlich entlässt sie die Sonne in die Freiheit, geht ihren eigenen Weg.
Sie schafft es, sich von ihrem Vater ein Stück weit zu distanzieren, übernimmt andere Aufgaben im Betrieb, die Schluckstörung geht während des stationären Aufenthaltes ganz zurück.
Über Mondknoten haben wir mit der Patientin nie gesprochen.

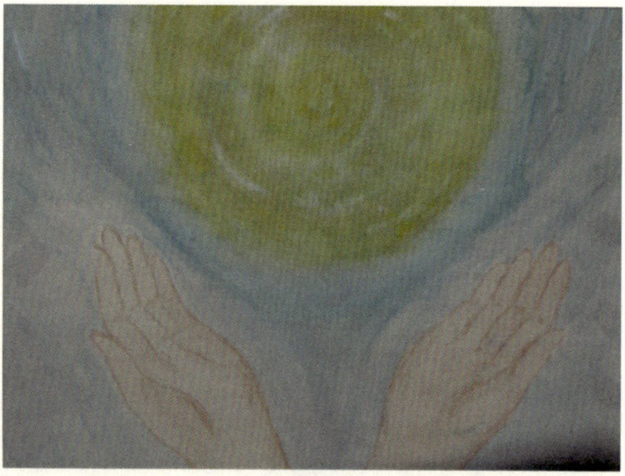

Auf dem Weg zum Geistigen

Wenn der Psychotherapeut den Patienten auf dem Weg zu sich selbst und seinen eigenen Zukunftsimpulsen begleiten will, sollte er mit den Schwierigkeiten dieses Weges vertraut sein. Nach Rudolf Steiner ist es der Weg an die Schwelle zur geistigen Welt.

Rudolf Steiner schildert, wie der Mensch auf dem Weg zur Schwelle die drei Seelenkräfte Denken, Fühlen und Wollen parallelisieren muss, wenn er sein Bewusstsein an der Schwelle zur geistigen Welt aufrechterhalten will.[24]

Im gewöhnlichen Leben wirken die drei Seelenkräfte ineinander und sind miteinander verflochten. Jeder Gedanke löst irgendein Gefühl aus, jedes Gefühl bewirkt eine körperliche Reaktion, jede Tat fühlt sich so oder so an. Der Mensch an der Schwelle muss versuchen, Denken, Fühlen und Wollen in seine Gewalt zu bekommen und zu entflechten.

Der Bereich des Geistigen begegnet uns im Leben jeden Tag im anderen Menschen, der ein physisch inkarniertes geistiges Wesen ist. Schaffen wir es, Denken, Fühlen und Wollen führen zu können, wirkt sich das auf die Begegnungsmöglichkeit zum anderen Menschen aus.

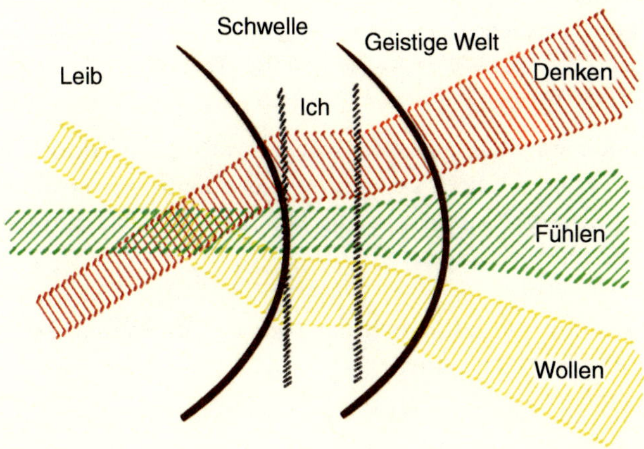

An dem Weg hin zum anderen Menschen kann man sich üben, auch Ansätze der eigenen Geistigkeit, der eigenen Impulse zu erfassen.

---

24 Steiner, R., *Individuelle Geistwesen und ihr Wirken in der Seele des Menschen*, GA 178, 4. Auflage, Dornach 1992.

Den Bereich des Geistigen bezeichnet Rudolf Steiner als zunächst für das normale Bewusstsein unbekannt, unbewusst.[25]

Mit welcher inneren Haltung kann man sich nun im *Denken* gegenüber dem Wesen eines anderen Menschen oder allgemein gesprochen einem ganz unbekannten Bereich nähern, ohne sein waches Ich-Bewusstsein aufzugeben?

Mit einer ehrlichen Fragehaltung.

Mit einer ehrlichen Fragehaltung wird man auch Unerwartetes entgegennehmen, sich in Unerwartetes hineinfinden, hineinleben können.[26]

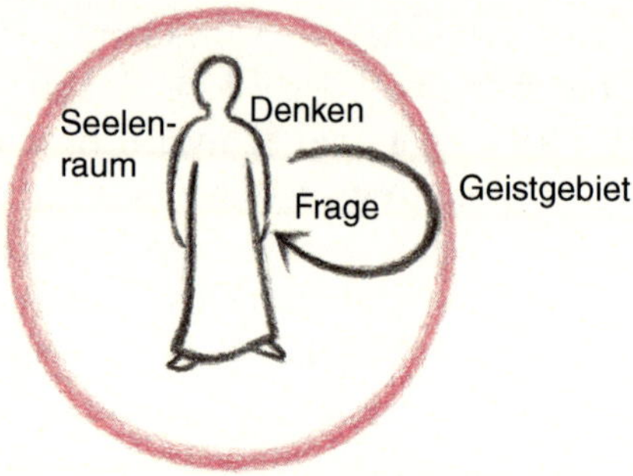

Eine staunende unbefangene Frage öffnet das Denken gegenüber dem Unbekannten des Geistigen.

An verschiedenen Stellen seines Werkes empfiehlt Rudolf Steiner, sich unbefangen, fragend auch gegenüber unsympathisch erscheinenden Inhalten zu gebärden. Man solle versuchen, unbefangen, staunend der Welt gegenüberzutreten.[27]

Mit welcher Haltung kann sich der Mensch im *Fühlen* gegenüber dem unbekannten Geistigen öffnen?

Mit der Liebe.[28]

---

25 Steiner, R., *Metamorphosen des Seelenlebens*, GA 59, 1. Auflage, Dornach 1984.

26 Steiner, R., *Welt der Sinne und die Welt des Geistes*, GA 134, 6. Auflage, Dornach 2008.

27 Steiner, R., *Wie erlangt man Erkenntnisse der höheren Welten?*, GA 10, S. 50, 24. Auflage, Dornach 1993.

28 Steiner, R., *Metamorphosen des Seelenlebens*, GA 59, 1. Auflage, Dornach 1984.

Gemeint ist nicht die Liebe, die an Eigenschaften oder Äußerlichkeiten haftet. Gemeint ist die Liebe als selbstlose, suchende Geste des sich Hineinfühlens in ein Wesen, dessen Tiefengründe man noch nicht kennt.

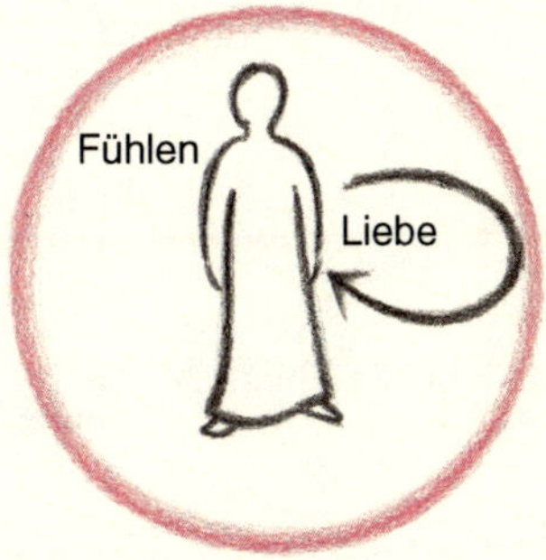

Durch die Liebe kann sich der Mensch im Fühlen gegenüber dem Geistigen öffnen.

Und schließlich: Mit welcher inneren Haltung kann sich der Mensch im *Willen* gegenüber dem unbekannten Geistigen öffnen? Wie kann er sich öffnen für das, was die Zukunft bringen will?

Mit Ergebenheit.[29]

Diese soll nicht als Selbstaufgabe verstanden werden, sondern als Geste des Loslassens, bereit zu sein, das geschehen zu lassen, was *werden will.* Man merkt gleich, wie schwierig diese Geste ist. Man weiß ja nicht, was kommen wird.

Dieses Loslassen in der Ergebenheit gegenüber dem Unbekannten gehört sicherlich zu den schwierigsten Aufgaben, vor die der Mensch in seinem Leben gestellt wird.

29 Steiner, R., *Metamorphosen des Seelenlebens*, GA 59, 1. Auflage, Dornach 1984.

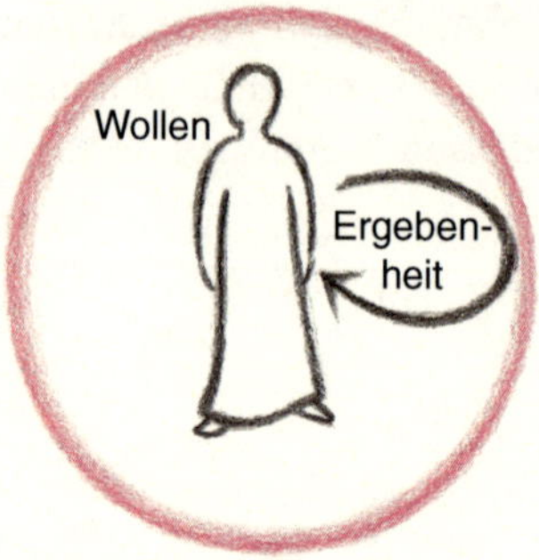

In der Stimmung der Ergebenheit kann der Mensch sich im Wollen öffnen und entgegennehmen, was er geistig empfangen hat.

Es stellen sich auf dem Weg zur Schwelle jedoch sofort Gegenkräfte ein, die einerseits den Menschen an einem Schwellenübertritt hindern, andererseits ihn hierdurch auch schützen vor einem vorzeitigen Übertritt, der dramatische Folgen nach sich ziehen kann.[30] Wie äußern sich diese Gegenkräfte?

Wir hatten, Rudolf Steiner folgend, gesagt, dass, wenn man sich im Denken öffnen will, es darauf ankommt, Fragen stellen zu können, die ehrlich und ernst gemeint sind.

Alles Floskelhafte oder auf Konventionellem Beruhende kann überwunden werden, indem zunächst auf Probe eine andere Sicht eingenommen wird. Da bemerkt man natürlich sofort, wie sich eigene innere Widerstände regen. Es stellen sich alte Denkgewohnheiten, Lieblingsgedanken ein.

Carl Otto Scharmer benennt in seinem Buch «Die Theorie U»[31] diese Widerstände als die «Stimme des Urteilens». Gemeint ist das vorschnelle und reflexhafte Urteil, das einen anderen, unbekannten Standpunkt nicht zulässt. Ehrliches Fragen kann man üben, wenn man sich in der inneren Haltung am kleinen Kind orientiert, was staunend in die Welt schaut und ganz offen und vertrauensvoll fragt. Man kann Neues, Zukünftiges übrigens unter anderem an seinem Überraschungseffekt gewahr werden. Hierin liegt die heilsame Wirkung des Humors, die in der Pointe eigentlich immer mit einer überraschenden Wendung arbeitet. Man erlebt die Lockerung der Wesensglieder beim Lachen bis in die Leiblichkeit hinein.

30 Steiner, R., *Wie erlangt man Erkenntnisse der höheren Welten?*, GA 10, S. 193ff., 24. Auflage, Dornach 1993.

31 Scharmer, C. O., *Theorie U*, Carl-Auer Verlag, 2. Auflage, Heidelberg 2011.

Bei der Öffnung des Fühlens hat man es mit größeren Schwierigkeiten zu tun als beim Denken. Scharmer nennt es Sensing – Hinspüren.

Es ist ein sich Einfühlen in ein Gegenüber. Man tritt in die Innenwelt eines Du ein, indem man sich nicht nur auf ein anderes Denken einlässt, sondern eben auf eine unbekannte andere Innenwelt. Die Widerstände sind größer, weil es mehr Sicherheit und Verankerung im eigenen Seelenleben voraussetzt, sich so weit auf ein anderes Wesen einzulassen. Als Widerstandskraft stellt sich die *Stimme des Zynismus*[32] ein, der leise innere Spott, der verhindert, dass man sich im Gefühl gegenüber einem Unbekannten öffnet. Steiner nennt die Möglichkeit, im Fühlen aufzumachen, ohne schon meinen zu wissen, worauf man sich einlässt, die Liebe.[33] Man kann sich liebend in eine neue Situation, in einen Naturgegenstand oder ein anderes Wesen einleben.

Beim Öffnen des Willens werden die Widerstände noch größer. Man kann eigentlich nur loslassen, es geschehen lassen, wenn man sich gegenüber dem unbekannten Geistigen, was werden will, öffnen möchte. Hier liegen die eigenen Zukunftsimpulse, die es für das eigene Leben und damit auch für die Welt herzuholen gilt. Als Widerstand meldet sich die *Stimme der Angst.*[34] Es geht um die Angst, sich selbst zu verlieren, die Angst, schöpferisch tätig zu sein, sich nicht auf die Gewohnheit und das schon Erübte und Vertraute verlassen zu können.

Die Widerstände im Denken, Fühlen und Wollen haben, wie oben schon gesagt, auch ihren Sinn, ihre Berechtigung. Sie verhindern den unvorbereiteten Schwellenübertritt ins geistige Erleben. Sie ermöglichen, indem sie sich dem Ich des Menschen in den Weg stellen, ein Wachstum, einen Fähigkeitserwerb, ohne den ein geordneter Weg hin zum geistigen Bereich nicht gesund möglich ist. Die Seelenkräfte Denken, Fühlen und Wollen treten im Leben immer zusammen auf. Es gibt kein Denken ohne Wollen, ohne Intention im Denken und ohne gegriffene Durchführung. Es gibt kein Wollen ohne gefühlte Rückkoppelung der Bewegung, kein Fühlen ohne wachen Denkanteil etc.

Die Widerstände sind hier nur prototypisch dargestellt, der Psychotherapeut nimmt die Widerstände des Patienten wahr und versucht ihn zu

---

32 Scharmer, C. O., *Theorie U*, Carl-Auer Verlag, 2. Auflage, Heidelberg 2011.

33 Steiner, R., *Metamorphosen des Seelenlebens*, GA 59, 1. Auflage, Dornach 1984.

34 Scharmer, C. O., *Theorie U*, Carl-Auer Verlag, 2. Auflage, Heidelberg 2011.

begleiten. Sie sind überaus mannigfaltig und hängen von der Konstitution und den Erlebnissen des Patienten ab. Von den Prototypen der Widerstände zu wissen, kann jedoch Orientierung geben. Wenn man Ängste z. B. als berechtigtes Symptom für das Wachsen der eigenen Flügel deuten kann, die ins Geistgebiet tragen sollen, ist es leichter, sie zu akzeptieren und ihnen nicht auszuweichen.

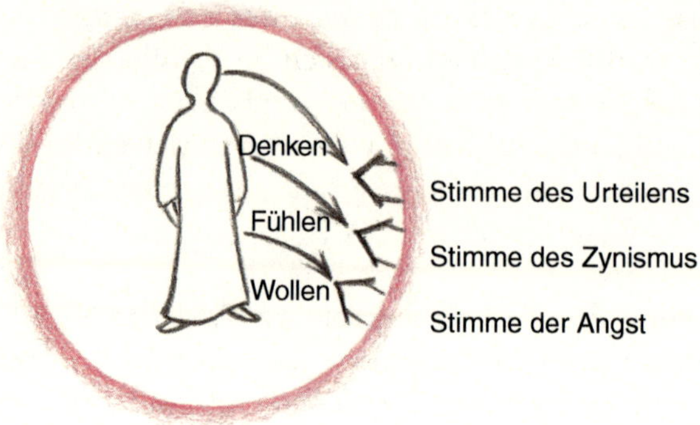

Die zu gestaltende Zukunft

Dein Wille geschehe

Wie kann nun in der Psychotherapie eine Atmosphäre hergestellt werden, dass der Patient zu sich, zu seinem eigenen Willen bzw. zu seinen eigenen Impulsen findet?

Durch die sich öffnenden Gesten im Denken, Fühlen und Wollen kann zukünftiges Potential verwirklicht werden. Das Zukunftspotential des Patienten soll auf die Erde gebracht werden. Man kann dieses Potential auch als den höheren Willen bezeichnen. In diesem Sinne ist es in der Therapie wichtig, dass nicht der Wille des Therapeuten geschehe, sondern der höhere Wille des Patienten. Der Therapeut darf nicht in den höheren Willen des Patienten eingreifen. Er begegnet der Realisation des Patientenwillens tangential oder immer wieder tangential, sodass er bildlich gesprochen auf der Kreislinie des seelischen Umkreises zusammen mit dem Patienten entlangläuft.

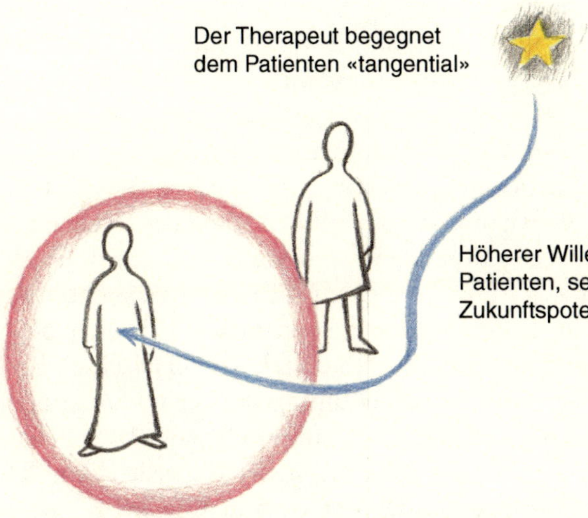

Der Therapeut muss mit dem Patienten an der Schwelle stehen können.

Der Therapeut spürt immer wieder zusammen mit dem Patienten ab, ob schon etwas in die eigene Verantwortung, nach innen genommen werden kann. Diese Geste des Tangentialen, die Freiheit des Patienten zu achten in der Begegnung, erfordert viel Zurückhaltung. So wie der Priester sich im Sakrament ganz mit seinem Persönlichen zurücknehmen muss und dennoch ganz präsent ist, muss der Psychotherapeut sein Persönliches heraushalten. Es geht um das «Dein Wille geschehe», es geht um den Entwicklungs- und Wachstumswillen des Patienten. Der Therapeut kann dem Patienten beistehen, wenn die Angst eintritt vor dem Loslassen, wenn das, was vorher getragen hat, nicht mehr trägt und er nicht weiß, was kommt. Es kann die Beziehung zum Therapeuten sein, die ihm hilft, sich einzulassen auf den inneren Abgrund, der sich auftut, wenn er nicht mehr weiter weiß.

Dieses innere Erlebnis, wenn Vergangenes nicht mehr trägt und Zukünftiges noch nicht in Sicht ist, wenn man sich bildlich gesprochen am Rande des inneren Seelenraumes befindet, den Abgrund vor sich, lässt sich beschreiben mit den Worten «Mein Gott, mein Gott, warum hast du mich verlassen»[35].

35 *Neues Testament, Markusevangelium, 15.34*. Hänssler Verlag, 8. Auflage, Holzgerlingen 2008.

Man ist innerlich an einen Endpunkt gekommen, weiß nicht, wie es weitergehen soll, man kann nur im Vertrauen auf die Zukunft weiterleben, alles Bisherige trägt nicht mehr.

An dieser Stelle des inneren Abgrundes kann die eigene Subjektivität, das eigene Seelische überwunden werden und ein Übergang gefunden werden zu einem geistigen Bereich. Man kann diesen Übergang innerlich nachzeichnen, wenn man sich auf den Rand des eigenen Seelischen stellt, innerlich ein «U» empfindend, den Vokal des Saturnischen, des Planeten, der am Rand des Planetensystems liegt, und versucht, dieses Vokalische übergehen zu lassen in das konsonantische Element des «W». Steiner sagte zu den Eurythmisten, als sie nach der eurythmischen Geste des «W» fragten, dieser Laut sei so zukünftig, dass er vorläufig noch keine Geste angeben könne. Sie sollten vorläufig ein langes «U» machen.[36] Man kann sich also an den inneren Abgrund stellen, innerlich zum «U» werden und sich fragend öffnen, zum Double-U, zum W werden. Die deutsche Sprache gibt eine schöne Hilfestellung, indem sie fast alle Fragepronomen mit «W» beginnen lässt. «Wohin?», «Wann?», «Wer?» usw. Man kann sich als Übung den Grundsteinspruch[37] vornehmen und nachempfinden, welche innere Haltung, Bewegung entsteht oder erforderlich ist, wenn Worte mit «W» beginnen.

Anmerkung:
Im Markus- und Matthäusevangelium übersetzen die Evangelisten den Ausspruch Christi *eli eli, lema sabachthani* (Matthäus)[38] bzw. *eloi eloi, lema sabachthani* (Markus)[39] beide mit den Worten «Mein Gott, mein Gott, warum hast du mich verlassen». Die letzten Worte Christi im Johannesevangelium sind *tetelestai*: «Es ist vollbracht»[40]; im Lukasevangelium sind die letzten Worte: «Vater, in deine Hände befehle ich meinen Geist.» *Pater, es cheiras sou paratithemai pneuma mou.*[41]

---

36 Steiner, R., *Die Entstehung und Entwicklung der Eurythmie,* GA 277 a, 3. Auflage, Dornach 1998.

37 Steiner, R., *Wahrspruchworte*, GA 40, 9. Auflage, Dornach 2005.

38 *Neues Testament, Matthäusevangelium, 27.46.* Hänssler Verlag, 8. Auflage, Holzgerlingen 2008.

39 Scharmer, C. O., *Theorie U*, Carl-Auer Verlag, 2. Auflage, Heidelberg 2011.

40 *Neues Testament, Johannesevangelium, 19.30.* Hänssler Verlag, 8. Auflage, Holzgerlingen 2008.

41 *Neues Testament, Lukasevangelium, 23.45.* Hänssler Verlag, 8. Auflage, Holzgerlingen 2008.

Der üblichen Lesart nach[42] stehe in allen verfügbaren aramäischen Bibeltexten in Matthäus 27,46 und in Markus 15,34 an der Stelle des Wortes *lema*, welches einen Zweifel anzeige («Warum, vielleicht, wenn») oder eine Verneinung («nein, vielleicht ..., nicht, gar nicht»), das Wort *imana*. *Imana* setze sich aus drei kleineren Komponenten zusammen: la-ma-na und könne übersetzt werden mit «denn das ist wofür». *Imana* leite in den zwei Versen zwar eine Frage ein, die aber als Ausruf, eine Erklärung verstanden werden müsse und dann übersetzt werden könne mit «zu diesem Zweck» oder «aus diesem Grund». Das Wort *shabaktani* sei abgeleitet von dem Wort *shabak*. *Shabak* bedeute so viel wie «lassen», wobei es in den unterschiedlichen Zusammenhängen Bedeutungen wie «erlassen, hinterlassen, aufbewahren, übrig lassen, schonen, verlassen, vergeben, behalten» habe. In diesem Sinne übersetzt J. M. Lamsa[43] «Mein Gott, *‹eli, eli›*, für diesen Zweck *‹imana›* hast du mich aufgespart *‹shabaktani›*». «Mein Gott, mein Gott, für diesen Zweck wurde ich aufgespart bzw. geschont (aufbewahrt).»

Interessanterweise ergibt sich aus dieser Übersetzung etwas Ähnliches wie das *tetelestai* aus dem Johannesevangelium, was gewöhnlich mit «es ist vollbracht» übersetzt wird, letztlich aber zum Ausdruck bringt, dass etwas an seinem Endpunkt oder an seinem Ziel angekommen ist. Nimmt man alle Aussprüche zusammen, kommt man zu einer Aussage, die eine Art makrokosmische Potenzierung des inneren Abgrunderlebnisses darstellt: Christus am Kreuz, auf dem tiefsten Inkarnationspunkt seines Menschseins angekommen, gleichzeitig zur Aufgabe seiner physischen Inkarnation gezwungen, sich dem Vater übergebend.

Rudolf Steiner übersetzt die Worte mit «O mein Gott, wie hast du mich verherrlicht», bzw. er identifiziert sie als jenen Ausspruch, den in alten Einweihungen der Schüler nach seinem Initiationsschlaf sprach.[44]

Der Übungsweg des Therapeuten

Wie kann man es üben, die andere, geistige, unbekannte Seite überhaupt ins Bewusstsein zu nehmen? Wie bekommt man ein Gefühl für das umkreishafte Zukünftige des eigenen Wesens, aber auch das Umkreishafte anderer Menschen?

---

42 www.Bibelcenter.de – Stand 27.11.2019.

43 Lamsa, J. M., *Die Evangelien in aramäischer Sicht*. Neuer Johannesverlag Bern/Lugano 1963.

44 Steiner, R., *Das christliche Mysterium*, GA 97, 3. Auflage, Dornach 1998.

Ich möchte drei Möglichkeiten vorschlagen, wie man auf diese geistige, unbewusste Seite aufmerksam werden kann.

Meditation

Der Therapeut kann in der Meditation, z. B. in der von Rudolf Steiner gegebenen Rosenkreuzer-Meditation, schon auf der Stufe der Bildgestaltung die Wandlungsmöglichkeit des eigenen Empfindungslebens von den mehr leibgebundenen zu den leibunabhängigen, umkreisoffenen Empfindungen kennenlernen.[45] Diese Wandlung vollzieht sich nicht intentional, selbst gemacht, sondern als Ergebnis einer immer wieder vollzogenen Gegenüberstellung und Vertiefung des meditativen Bildaufbaus.

Die Nachtseite des therapeutischen Prozesses

Eine zweite Möglichkeit ist, die «Nachtseite» des therapeutischen Prozesses wahrzunehmen und mit in die Behandlung einzubeziehen. Was hat sich verändert zwischen den Sitzungen? Was ist in den Nächten geschehen, in denen der Patient über sein Problem geschlafen hat? Was ändert sich in der Beziehung zum Therapeuten? Nicht nur der Patient, auch der Therapeut geht durch Nächte hindurch und verstoffwechselt das Erlebte.

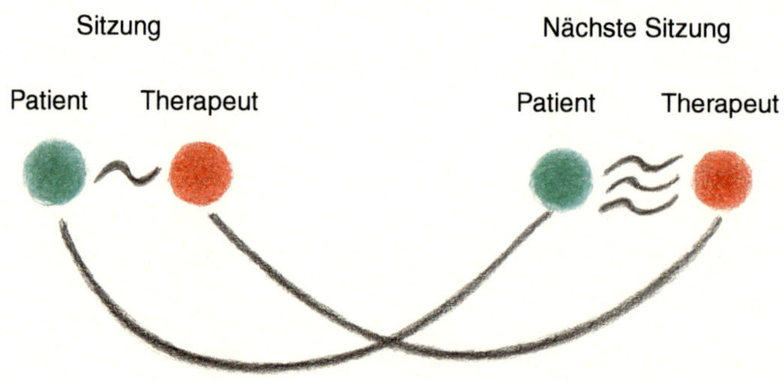

Nachtseite des therapeutischen Prozesses

Solche Veränderungen sind bekannt beim Üben eines Instrumentes. Man übt lange an einem Stück, legt es dann eine Zeit lang weg und fährt

45 Steiner, R., *Die Geheimwissenschaft im Umriss*, GA 13, S. 309, 30. Auflage, Dornach 1989.

vielleicht sogar in den Urlaub. Überraschenderweise spielt man es dann besser, obwohl gar nicht geübt wurde. Es hat sich ein geheimer innerer Prozess vollzogen. Auch beim Vokabellernen ist dieser Prozess bekannt. Wenn die Nächte mit einbezogen werden (in denen man aber schlafen sollte), kann man die Vokabeln nach 3 Tagen hintereinander Wiederholen wesentlich sicherer, als wenn man sie mit dem gleichen Zeitaufwand nur einmal übt. Es geht beim Begleiten therapeutischer Prozesse darum, ein Gefühl zu entwickeln für das, was in der Nacht geschieht, wenn Tätigkeiten sich in Fähigkeiten wandeln. Eine meiner Lieblingsübungen für Patienten stellt das Zähneputzen mit der anderen als der gewohnten Hand dar (entnommen Rudolf Steiner, Nervosität und Ichheit).[46] Die Aufgabe ist überschaubar, nimmt nicht viel Zeit in Anspruch und stützt sich in keiner Weise auf ein Ergebnis, sondern nur auf den Prozess. Es wird keine Tätigkeit ausgeführt, die sich in ihrer Nützlichkeit im äußeren Leben auf irgendetwas abstützt. Was wichtig ist: Man fühlt sich am Beginn innerlich unwohl, aber schon nach dem dritten Tag merkt man, es wird besser.

Dieses kleine, aber entscheidende Erfolgserlebnis stellt sich mit absoluter Regelmäßigkeit ein und ist wichtig für das weitere Üben.

Nach einem Monat ist man mit der ungewohnten Hand bei einem ganz guten Ergebnis angekommen (wichtig ist übrigens auch, dass man nur Übungen gibt, die man zumindest ab und zu auch selber zu üben bereit ist, wie man überhaupt nur dasjenige Patienten anbieten darf, wozu man selber bereit wäre).

Das Umkreisartige des Patienten im Kollegen

Eine dritte Möglichkeit ist, den Patienten in seinen Kollegen wiederzufinden. Wie bildet er sich innerhalb der Gruppe, dem Kreis der Therapeuten ab? Was für Gedanken und Empfindungen entstehen, wenn über den Patienten gesprochen wird?

Wie kommt es, dass die Kollegin heute so eigenartig verstimmt ist, nachdem sie mit dem Patienten gearbeitet hat? Wir erkennen hier jene Umkreisqualität wieder, von der wir zuvor gesprochen haben. Der Patient *lebt* in seinen Beziehungen und bildet sich hier ab. Die Therapeuten können im Kollegen den Patienten erkennen, wenn der Kollege so spricht, dass er aus dem Erlebnis mit dem Patienten heraus berichtet, eine

---

46 Steiner, R., *Nervosität und Ichheit*, in: *Erfahrungen des Übersinnlichen*, GA 143, 4. Auflage, Dornach 1994.

Methode, die das Wesenhafte des Patienten miterfasst, wenn es gelingt, aus dieser Erlebnisschicht heraus zu sprechen.

Kreis der Therapeuten

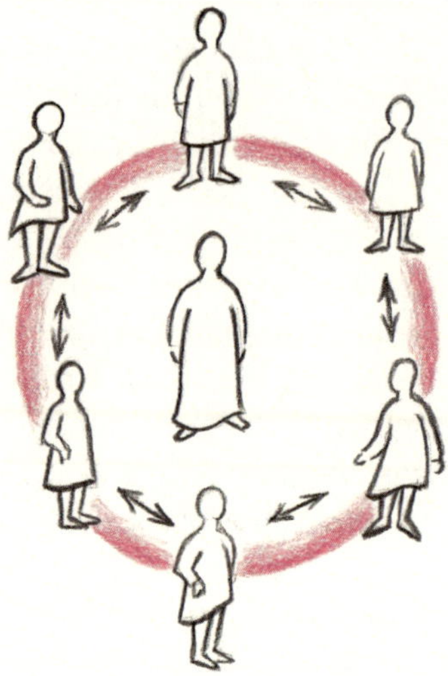

Frage:
Wie lebt der
Patient in dir?

Jeder, der in einer therapeutischen Gemeinschaft arbeitet, kennt Fallbesprechungen, nach denen Patienten oder Betreute zu einem Entwicklungsschritt in der Lage sind, einfach nur, weil man in einer bestimmten Weise über sie gesprochen hat. Es ist dann gelungen, im Kreis der Therapeuten geburtshelferisch gegenüber dem zukünftigen Potential des Menschen tätig zu werden. Überzufällig häufig klopft gerade jener Patient, über den man im Stationszimmer spricht, an die Tür, um irgendeine Frage zu stellen. Man stellt sich als therapeutisches Team gewissermaßen auf die Kreislinie des Umkreises des Patienten. Die innere Frage gegenüber den Kollegen ist: Wie lebt der Patient in dir? Diese Frage wird nicht ausgesprochen, sondern gibt nur die Richtung des Zuhörens an, wenn der Kollege über den Patienten spricht. Gut ist, wenn so berichtet wird, dass die Teilnehmer mitleben, miterleben können. Es soll möglichst Szenisches berichtet werden. Es stellt sich bei den Teilnehmern ein jeweils anders gefärbtes Gefühl ein, in dem sich auch der Patient widerspiegelt.

In Supervisionen von Assistenten achte ich im Wesentlichen darauf, ob sie ein lebendiges Bild vom Patienten in sich tragen, ob es zu einer wirklichen Begegnung kommt, ob sie dem Patienten einen Platz in sich geben. Erst in zweiter Linie wird auf die konkrete Beziehungsgestaltung,

Übertragung und Gegenübertragung geachtet. Hierin liegt für mich ein zentraler Punkt von erweiterter Psychotherapie, die den Patienten nicht primär theoriegeleitet betrachtet.

Nebenbei bemerkt sei, dass diese Haltung die Grundhaltung zur Gestaltung der neugegründeten Anthroposophischen Gesellschaft der Weihnachtstagung zu sein scheint. In der neu gegründeten Gesellschaft sollte es darauf ankommen, dass jeder Einzelne sich als Organ in einem Organismus der Gesellschaft empfindet.[47]

Setzt man an die Stelle des Patienten in dem Bild die Anthroposophie, die ja ein Wesen ist, wird deutlich, wie man helfen kann, dass dieses Wesen auf die Erde kommt.

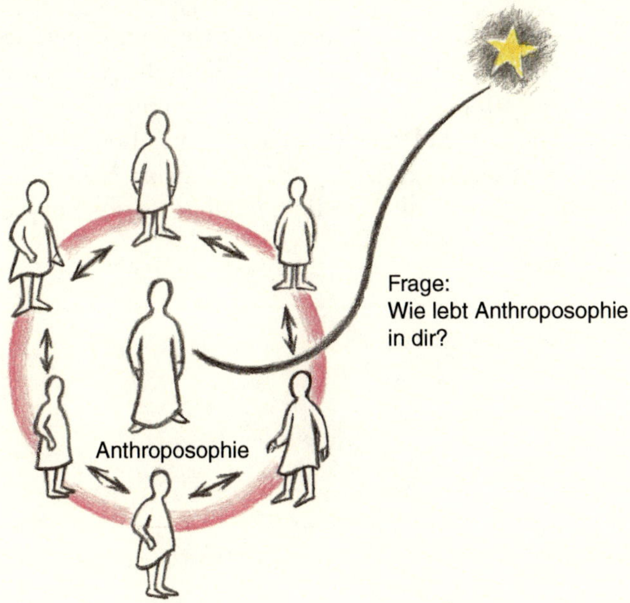

Man kann sich, wenn man mit anderen Menschen zusammenkommt, fragen: Wie lebt die Anthroposophie im Gegenüber? Interessant wäre es zu beobachten, was sich in Gemeinschaften vollzieht, in denen das die Grundfrage ist.

47 Steiner, R., *Die Weihnachtstagung zur Begründung der Allgemeinen Anthroposophischen Gesellschaft 1923/1924*, GA 260, 5. Auflage, Dornach 1994.

In der bisherigen Darstellung wurde im Wesentlichen über das Punkt-Umkreisproblem des Menschen gesprochen. Eine Dimension psychischer Erkrankung wurde in der mangelnden Hüllenrealisation und den sich daraus ergebenden Schwierigkeiten dargestellt. Es besteht jedoch eine komplexe Wechselwirkung zwischen der Leiblichkeit des Menschen und seinem Seelisch-Geistigen, was zu konkreten Erkrankungen führen kann. In dem folgenden Kapitel soll versucht werden, diese Wechselbeziehungen aus anthroposophischer Sicht am Beispiel der Psychose zu konkretisieren.

Die Psychose aus anthroposophischer Sicht

Im vorangehenden Kapitel haben wir das Herabkommen des Menschen als Hüllenwesen betrachtet. Die Individualität, die Anlagen aus dem Vorgeburtlichen mitbringt, bildet sich ihren Leib und arbeitet sich über das Zusammenleben mit anderen Menschen immer tiefer in seine Leiblichkeit hinein. Bei Psychosen gelingt dieses Hineinarbeiten nicht vollständig. In welcher Weise es nicht gelingt, soll hier dargestellt werden.

Die Psychose aus anthroposophischer Sicht

Der Geist kann nicht erkranken

Rudolf Steiner weist an verschiedenen Textstellen darauf hin, dass der Ausdruck «Geisteskrankheit» für psychotische Erkrankungen falsch gewählt sei, denn das Geistige des Menschen als solches könne gar nicht erkranken.

«Sie dürfen mir glauben, dass der Geisteswissenschaftler eigentlich, wenn ich drastisch reden darf, schon geärgert wird, bei dem bloßen Ausdruck Geisteskrankheit, denn es ist töricht, den Ausdruck Geisteskrankheit zu gebrauchen, weil der Geist immer gesund ist und eigentlich nicht erkranken kann. Es ist ein Unsinn von Geisteskrankheiten zu sprechen. Es handelt sich immer darum, dass der Geist in seiner Fähigkeit, sich zu äußern, von dem physischen Organismus gestört wird und nie um eine eigentliche Erkrankung des geistigen oder seelischen Lebens selber.

Was erkranken kann, ist das Instrument des Geistigen, seine Leiblichkeit, die mehr oder weniger imstande ist, dasjenige zum Ausdruck zu bringen, was in ihr zum Ausdruck kommen will.»[1]

Rudolf Steiner spricht im Zusammenhang mit der Schizophrenie ausdrücklich von inneren Spannungszuständen zwischen demjenigen, was der Mensch aus dem Vorgeburtlichen mitgebracht hat, und den Möglichkeiten, dies in seiner leiblichen Organisation umzusetzen.

«Da treten dann gerade in jenem Zeitpunkte, wo die nicht vorhandenen Organe gebraucht werden würden, die charakteristischen Erscheinungen auf, welche man als das ‹Jugendirresein› – Dementia Praecox – bezeichnet. Allerlei böse, schlimme Eigenschaften treten auf, Verirrungen furchtbarster Art. Woher kommen sie, diese Verirrungen? Sie kommen nicht etwa bloß davon her, dass der Betreffende auch Anlagen hat, die zum Schlimmen neigen, sondern auch daher, dass er in der gegenwärtigen Inkarnation nicht die Organe hat, um gerade seine guten Anlagen zur Entwicklung zu bringen.»[2]

---

1 Steiner, R., *Geisteswissenschaft und Medizin*, GA 312, 7. Auflage, Dornach 1999.

2 Steiner, R., *Das Ereignis der Christus-Erscheinung in der ätherischen Welt*, GA 118, 3. Auflage, Dornach 1984.

Rudolf Steiner spricht gerade, was die Schizophrenie, früher Dementia Praecox genannt, angeht, von der *Disharmonie* zwischen vorgeburtlicher Anlage und leiblicher Ausdrucksmöglichkeit.[3] Musikalisch ausgedrückt könnte man sagen, wenn es eine zu große Disharmonie gibt zwischen dem, was erklingen will, und dem, was erklingen kann, kommt es zu den sogenannten Geisteskrankheiten.

Was sind nun nach R. Steiner die Bedingungen für das Auftreten von Psychosen?

Die zu frühe Inanspruchnahme der «Altersorgane»

Im 16. Vortrag aus *Geisteswissenschaft und Medizin* schildert Rudolf Steiner eine Entstehungsbedingung für die Schizophrenie. Kräfte, die für ein höheres Alter zur Verfügung stehen sollten («feine Organisationen»), werden zu früh in Anspruch genommen. Wenn man durch die Erziehung dafür sorge, dass die zu frühe Inanspruchnahme nicht eintritt, könne man der Schizophrenie, hier Dementia Praecox genannt, vorbeugen.

«Ich will mich noch deutlicher aussprechen. Der Mensch ist ja einmal so, dass er schon in der Jugend gewisse Kräfte entwickelt, die dann seinen Organismus eben gestalten. Aber nicht alles, was in der Jugend im Organismus gestaltet wird, findet auch schon in der Jugend die richtige Anwendung. Wir gestalten den Organismus in der Jugend, um auch etwas aufzubehalten, was dann erst im Alter zur Wirksamkeit kommt. (...) Kurz, wenn eben Organe – es sind feine Organisationen –, die eigentlich in der Reserve bleiben sollen ins Alter hinein, in der Kindheit bereits in Anspruch genommen werden, so entsteht die furchtbare Dementia Praecox. Das ist der eigentliche Grund für Dementia Praecox. Deshalb kann man schon sagen: Ein gutes Heilmittel ist schon die sachgemäße Erziehung. Und wird man – was wir jetzt schon mit der Waldorfschule anstreben, aber eben noch nicht ausdehnen können auf die noch frühere Erziehung, wir können es erst vom sechsten oder siebten Jahre an – aber einmal die ganze Erziehung in den Dienst der Erkenntnis stellen, die man haben kann aus der Geisteswissenschaft heraus, in dem Sinne, wie ich es dargestellt habe in meinem Büchelchen «Die Erziehung des Kindes vom Gesichtspunkt der Geisteswissenschaft», dann wird die Dementia Prae-

---

3 Steiner, R., *Die Erkenntnis des Übersinnlichen in unserer Zeit*, GA 55, 2. Auflage, Dornach 1983.

cox auch eigentlich schwinden. Denn durch das Gestalten der Erziehung in einer solchen Weise wird eben gerade verhindert, dass der Mensch früh seine Altersorgane schon in Anspruch nimmt.»[4]

Wie können wir diese «Altersorgane», die erst im späteren Lebensalter ihren Einsatz haben sollen, verstehen?

Im Alter haben wir es im Organismus nicht mehr vorwiegend mit leiblichem Aufbau zu tun, sondern zunehmend mit einem langsamen Abbauprozess. Dieser Abbauprozess ist die Grundlage für eine geistige Entwicklung, indem die «spiegelbildenden» Kräfte nun langsam frei werden und in Imagination, Inspiration und Intuition zu Bewusstsein kommen können. Wichtig ist hierbei, dass das Freiwerden der leiblichen Kräfte nicht fulminant oder einseitig verläuft, sondern dass die frei werdenden Kräfte von der Ich-Organisation gehalten und in das Seelenleben integriert werden können. Ein Bild kann diesen Sachverhalt erläutern. Wenn ein Baum wächst, nimmt er Substanzen aus seiner Umgebung auf, Mineralien, Wasser, Luft, Licht, Wärme. Wenn er gefällt und verbrannt wird, treten all diese Substanzen wieder aus ihm heraus. So kann man den Menschen etwa ab der Mitte seines Lebens mit einem Baum vergleichen, der langsam verbrennt und dessen weisheitsvolle Kräfte, die ihn gebildet haben, ihm zu Bewusstsein kommen.

Wenn Kräfte, die noch in einem Organaufbau im Sinne des ersten Kapitels stehen sollen, *vorzeitig* als Bewusstseinskräfte beansprucht werden, z. B. durch frühe intellektuelle Förderung, reifen die Organe nicht genügend aus. Der Aufbau des Leibes, des Spiegels für das höhere Wesen des Menschen, ist gestört. Leibaufbauende Kräfte werden zu früh frei und kommen ins Bewusstsein. Damit hat R. Steiner eine Entstehungsbedingung frei werdender Bildekräfte in der Psychose geschildert.

Das Wesen der Halluzination und des Wahnes

Im 5. Vortrag GA 205 wird die Richtung der ins jetzige Erdenleben hineinführenden Bildekräfte, die bei der Psychose frei werden, noch weiter ausgeführt. R. Steiner stellt in dem Vortrag überraschend die Frage, zu welcher Zeit der menschlichen Entwicklung halluzinatorisches Erleben als berechtigt auftritt.

---

4 Steiner, R., *Geisteswissenschaft und Medizin*, GA 312, 7. Auflage, Dornach 1999.

«Es muss die Halluzination von einem ganz anderen Gesichtspunkte gesehen werden; dann kann man ihrem Wesen nahe kommen. Und dieser Gesichtspunkt ergibt sich, wenn im Verlaufe der Entwicklung zu höherem Schauen, der Mensch dazu kommt, sein eigenes Leben und Weben zwischen dem Tod und einer neuen Geburt kennenzulernen, namentlich das Leben und Weben der eigenen Wesenheit, wenn dieses Leben der Geburt, der Konzeption zu, schon um Jahrzehnte nahe kommt. Wenn man also die Fähigkeit erlangt, sich in dasjenige einzuleben, in dem ja auf ganz normale Weise der Mensch lebt, wenn er sich der Geburt oder der Konzeption nähert, dann lebt man sich in die wahre Gestalt dessen ein, was unnormal, als Halluzination im Leben zwischen Geburt und Tod auftritt. Wie wir hier im Leben zwischen Geburt und Tod umgeben sind von der Welt der Farben, von der Welt, die wir in jedem Lufthauch usw. fühlen, kurz, von der Welt, die wir uns eben vorstellen als von uns erlebt zwischen Geburt und Tod, so lebt unser eigenes seelisch geistiges Wesen zwischen dem Tod und einer neuen Geburt in einem Element, das durchaus identisch ist mit dem, was in uns auftritt in der Halluzination. Wir werden gewissermaßen, und zwar gerade unserer Leiblichkeit nach, aus dem Element der Halluzination heraus geboren.»[5]

Der Mensch steht im halluzinatorischen Erleben in jenem Element bewusstseinsmäßig darinnen, aus dem heraus sein physischer Leib durch die Konzeption gebildet wird.

Sobald im Leben nach der physischen Geburt Halluzinationen auftreten, haben wir bewusstseinsmäßig gewissermaßen eine Situation vorliegen wie vor der Konzeption. Durch die Realisation des physischen Leibes und das Hineinordnen der ätherischen Kräfte in einen leiblichen Aufbau taucht der Mensch aus dem halluzinatorischen Bewusstseinselement auf.

R. Steiner schildert, wie die Substanz, die den Leib ätherisch aufbauen soll, dieselbe ist wie das, was bei der Halluzination in der Erkrankung zu Bewusstsein kommt.

«Was geschieht, wenn nun in krankhafter Weise Halluzinationen vor dem menschlichen Bewusstsein auftreten? Ich kann Ihnen das eigentlich nur bildlich veranschaulichen, aber es ist natürlich, dass ich es Ihnen nur bildlich veranschaulichen kann, denn Halluzinationen sind ja Bilder;

5 Steiner, R., *Menschenwerden, Weltenseele und Weltengeist*, GA 205, 2. Auflage, Dornach 1987.

also es ist selbstverständlich, dass man da mit abstrakten Begriffen nicht viel ausmachen kann, dass man da bildlich veranschaulichen muss.

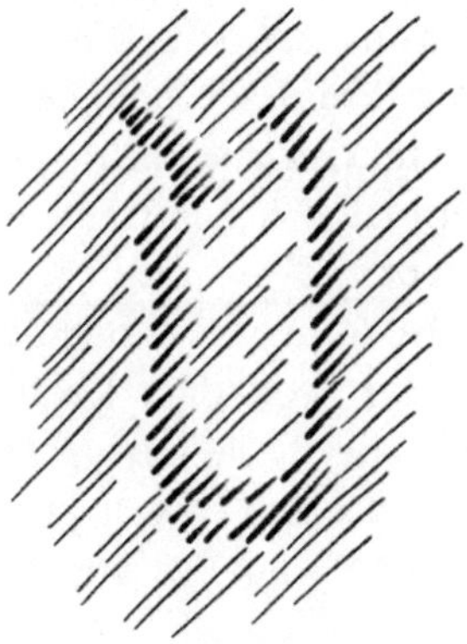

Nun denken Sie sich das Folgende: Dieser menschliche, physische Leib ist ja, wie ich Ihnen neulich ausgeführt habe, nur zum geringsten Teile eigentlich so, dass man ihn in festen Konturen hat; er ist zum größten Teile wässrig, er ist auch luftförmig usw.

Dieser menschliche physische Leib hat eine gewisse Konsistenz, er hat eine gewisse natürliche Dichte. Wenn nun diese natürliche Dichte zu einer unnatürlichen gemacht wird, wenn sie unterbrochen wird – stellen Sie sich vor symbolisch, dieser physische Leib würde zusammengezogen sein in seiner Elastizität – dann wird das ursprüngliche halluzinatorische Element, aus dem heraus er geboren ist, herausgepresst, so wie das Wasser aus einem Schwamm herausgepresst wird.»[6]

Man könnte auch sagen, in der Psychose haben wir Organe vorliegen, in denen die ätherischen Kräfte, die in das Leben hineinführen, nicht ganz im organischen Aufbau gebunden sind. Sie kommen zum Bewusstsein.

An dieser Darstellung wird deutlich, wie Kräfte ins Bewusstsein dringen, die ihrer Dynamik nach – nicht ihren Inhalten nach! – Organbildepotential in sich tragen, was sich im Erleben als zwingende Kraft innerhalb der Psychose erweist. Das Ich steht nicht mehr wie im gesunden Bewusstsein *Bildern gegenüber*, sondern *in leibergreifenden Kräften darinnen.* Bilder zwingen nicht. Organbildekräfte zwingen. Andererseits

6 Steiner, R., *Menschenwerden, Weltenseele und Weltengeist*, GA 205, 2. Auflage, Dornach 1987.

wird deutlich, wie sich die Intentionalität innerhalb von Denken, Fühlen und Wollen in der Psychose umdreht. Wahn wird zumeist zentripetal erlebt. Der Wahnkranke glaubt, dass sich alles gegen ihn wendet, bezieht das Geschehen um ihn herum auf sich. Die rote Ampel auf der Straße soll *ihm* Zeichen sein. Der Radiosprecher meint *ihn*. Hier gewinnt das Denken eine Richtung, die im Gegensatz zum gesunden Erleben eine Dynamik des Von-außen-Kommens in sich trägt. Auch Stimmenhören wird als Erlebnis von außen erlebt.

Wir können aus den Schilderungen annehmen, dass die Ursache des psychotischen Erlebens darin liegt, dass Kräfte, die aus dem Umkreis wirken sollen, zur Unzeit in der Seele bewusst werden und durchtränkt mit Vorstellungsinhalten in die Außenwelt projiziert werden. Diese Inhalte werden dann in ihrer Dynamik des Von-außen-Kommens erlebt.

Psychose im Zusammenhang mit Organoberfläche und Organinnerem oder Auftreten von zukünftigen Organbildekräften

Im 6. Vortrag desselben Zyklus (GA 205) deutet Steiner eine zweite Richtung des Austretens von Bildekräften aus den Organen an. Er schildert das Freiwerden von Kräften, die aufbewahrt werden sollen, um im *nächsten* Erdenleben leibbildend tätig zu werden, aber vorzeitig ins Bewusstsein geraten.

Meine Vermutung, warum R. Steiner bis in die 20er Jahre des 20. Jahrhunderts die Bezeichnung *Dementia Praecox* beibehalten hat gegenüber der sich seit 1911 immer weiter durchsetzenden Bezeichnung *Schizophrenie*, liegt wahrscheinlich in der Geste des Vorzeitigen, eben des *Praecox*, das sich in Steiners Schilderungen in verschiedenen Ebenen bei der Psychose zeigt. Freilich bezeichnet die Dementia Praecox den schizophrenen Residualzustand, der von Kraepelin als vorzeitiger intellektueller Abbau gedeutet wurde. Aber gerade in diesem *Praecox*, der vorzeitigen Inanspruchnahme von feinen Organanlagen, die für eine spätere geistige Entwicklung benötigt werden, liegt das, was wir versuchen müssen zu verstehen.

In der Betrachtung der Organe im Zusammenhang mit dem seelischen Erleben schildert R. Steiner zunächst den Aspekt der Spiegelung an den Organoberflächen.

Wir wenden uns zunächst diesem Aspekt zu.

«Wenn wir dagegen durch solch eine erweiterte Erkenntnis tiefer in das Innere hineinblicken, dann tritt ... nicht jenes verworrene mystische Schauen auf ..., sondern es tritt auf, wenn die Erkenntnis nach dem Inneren hin sich entwickelt, eine psychische Erkenntnis der Organe.»[7]

«Sie kommen dazu, nach dem Inneren schauend, gewissermaßen die Oberfläche der einzelnen Organe zu überblicken, natürlich durch geistigen Blick nach innen. Was ist diese Oberfläche der Organe? Diese Oberfläche der Organe ist nämlich nichts anderes als ein Spiegelungsapparat für das seelische Leben. Was wir wahrnehmen und auch was wir gedanklich wahrnehmen, das spiegelt sich an der Oberfläche unserer sämtlichen inneren Organe, und diese Spiegelung bedeutet unsere Erinnerungen, unser Gedächtnis während des Lebens.»[8]

Im darauffolgenden Vortrag führt Steiner aus, dass sich diese Spiegelung im Nerven-Sinnes-System abspielt bzw. dass es der Nerven-Sinnes-Aspekt der Organe ist, der diese Funktion erfüllt. Er führt es nicht explizit aus, es ist jedoch davon auszugehen, dass es das im oberen Menschen frei gewordene Ätherische ist, was sich an den Organen spiegelt. Die Spiegelung wird differenziert gemäß den 4 Hauptorganen.

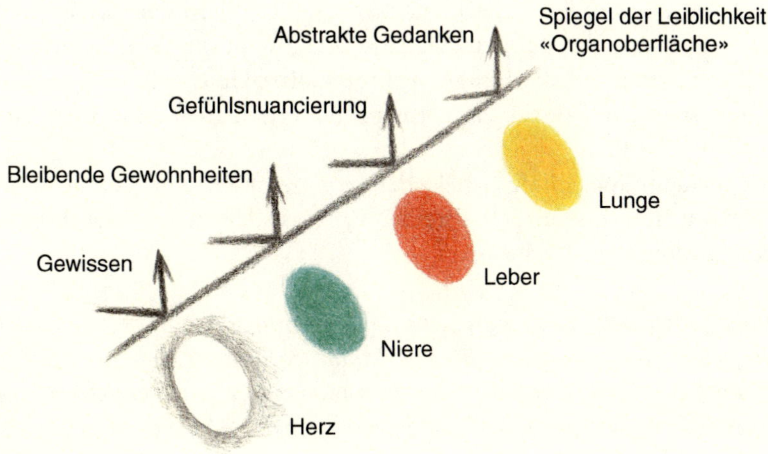

7 Steiner, R., *Menschenwerden, Weltenseele und Weltengeist*, GA 205, 2. Auflage, Dornach 1987.

8 Steiner, R., *Menschenwerden, Weltenseele und Weltengeist*, GA 205, 2. Auflage, Dornach 1987.

Durch den Spiegelungsvorgang an den Organen wird der Seeleninhalt, die Erinnerungen des Menschen, durch jedes Organ in spezifischer Weise eingefärbt.

Es kann nicht so gemeint sein, dass Seelen*inhalte* durch die Organe bestimmt werden, vielmehr kommt durch jedes Organ eine besondere Färbung oder Klangfärbung des Seelenlebens zustande. Die Lunge färbt den Seeleninhalt in Richtung auf Konkretes, Abstraktes. Die Leber gibt die Möglichkeit der Gefühlsnuancierung, durch die Niere wird schon nicht mehr allein Erinnerungsmäßiges gestaltet, vielmehr ist der Beitrag der Niere verbunden mit erinnerungsübergreifenden, bleibenden Gewohnheiten. Schließlich trägt das Herz den Aspekt des Gewissens zu dem Seelenleben bei und ist dadurch noch weniger gebunden an das äußerlich Sinnenhafte des seelischen Erlebens, öffnet sich aber gegenüber moralischen Aspekten.

In diesen «Spiegelungen» sind noch keine Krankheitstendenzen gemeint, sondern zunächst etwas wie die organische Grundlage für die Gestaltung des Seelischen.

Man kann auf die Stimme des Gewissens hören, man muss aber nicht. Wie sich das Seelenleben des Menschen färben lässt vom «Gewohnheitsleib», was dieser für Strukturen dem seelischen Erleben vermittelt, dieses ist der Beitrag der «Nierenoberfäche». Der Beitrag der Leber ist der weisheitsvolle Formaspekt, der dem Seelenleben zufließt durch die Klangfülle des Gefühls, während die Lunge in ihrer «Oberfläche» die Möglichkeit bietet, das seelische Erleben zum Abstrakten ertrocknen zu lassen.

Gegenüber dem Spiegelungsaspekt der Organe beschreibt Steiner in diesem Vortrag nun ausführlich einen 2. Prozess, der entscheidend ist für das Verständnis von Psychosen.

«Aber es geht auch etwas hinein in den Organismus. Im gewöhnlichen Leben setzt sich das um, macht eine Metamorphose durch, so dass das Organ eine Absonderung hat. Die Organe, die so etwas verrichten, sind ja zumeist Drüsenorgane; sie haben eine innere Absonderung und da setzt sich während des Lebens zunächst dasjenige um, was an solchen Kräften hineingeht. Aber nicht alles wird in dieser Weise in organischen Stoffwechsel und dergleichen umgesetzt, sondern die Organe nehmen in sich etwas auf, was in ihnen dann latent wird, eine innere Kraft bildet. (…) Wenn wir sterben, so sind ja solche Kräfte aufgespeichert. Selbstver-

ständlich, der physische Stoff fällt ab, aber diese Kräfte, die gehen nicht verloren, die gehen mit uns durch den Tod und durch das ganze Leben zwischen Tod und neuer Geburt hindurch.

Und wenn wir in eine neue Inkarnation eintreten, so sind es vorzugsweise diese Kräfte, die in der Lunge waren, welche unser Haupt äußerlich formieren, welche äußerlich uns die Physiognomie unseres Hauptes aufdrücken.»

«Wenn Sie nun in derselben Weise, wie ich es jetzt für die Lunge auseinandergesetzt habe, die Leber studieren, dann finden sie: da wird ebenso im Inneren der Leber konzentriert an Kräften alles dasjenige, was in der nächsten Inkarnation sich hinüberleitet in die innere Disposition des Gehirnes. (...) Ob jemand ein scharfer Denker ist in der nächsten Inkarnation, hängt davon ab, wie er sich in der gegenwärtigen Inkarnation benimmt.»

«Die Nierenorgane, die Abscheidungsorgane, die bringen im Wesentlichen dasjenige hervor, was mit der Temperamentanlage im weitesten Sinne, aber auf dem Umwege durch die Kopforganisation, für die nächste Inkarnation vorbereitet wird.»

«Wenn wir aber in das Innere des Herzens hineinschauen, so sammeln sich da auch Kräfte durch den ganzen Stoffwechsel- und Gliedmaßen-Organismus. Und weil das spiritualisiert ist, was mit dem Herzen, mit den Herzkräften zusammenhängt, spiritualisiert sich da hinein auch dasjenige, was mit unserem äußeren Leben, mit unseren Handlungen zusammenhängt. Und so paradox, so sonderbar es klingt für einen Menschen, der sehr gescheit ist im Sinne der Gegenwart, es ist einmal so: Was da im Herzen an Kräften zubereitet wird, das sind die karmischen Anlagen, das sind die Anlagen des Karma.»

Zu psychotischen Erscheinungen kommt es nach R. Steiner, wenn der Mensch in seinen Organen das, was für die nächste Inkarnation aufgespeichert, latent bleiben soll, organisch nicht halten kann und dann bewusst wird.

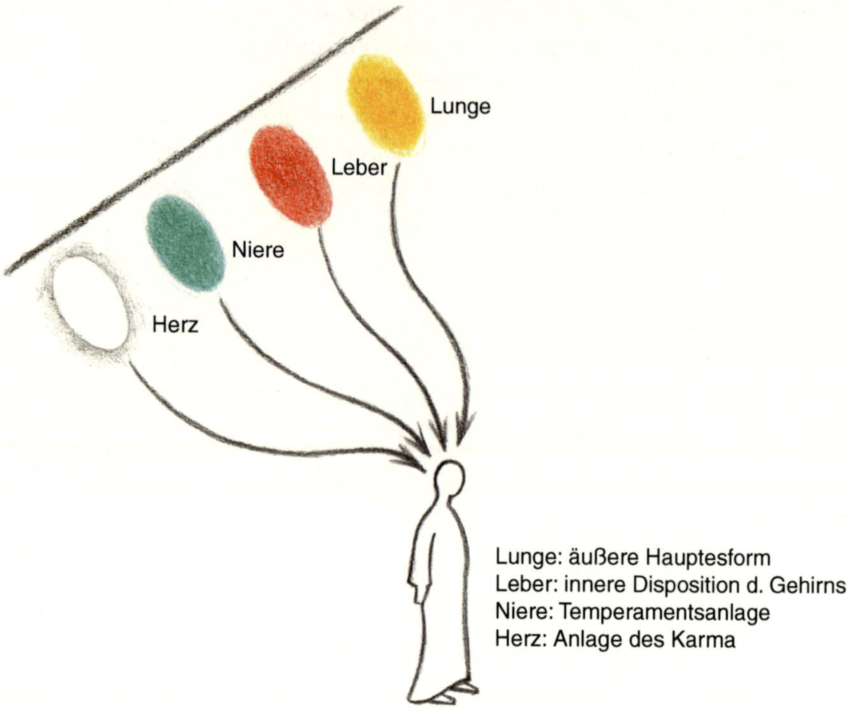

«Wenn man nun dieses in der Lunge Aufgespeicherte nicht in der richtigen Weise beherrscht, dann wird es so herausgepresst wie ich gestern sagte, dass ein Schwamm ausgepresst wird, und dann entstehen aus dem, was eigentlich erst in der nächsten Inkarnation kopfformend herauskommen sollte, vorzugsweise solche abnormen Erscheinungen, die man gewöhnlich als Zwangsgedanken bezeichnet oder auch in irgendeiner Weise als Illusionen.»

Das, was frei wird, wenn die Kräfte nicht gehalten und wie aus einem Schwamm herausgepresst werden, spezifiziert Rudolf Steiner nun auch für die anderen Organe.

In Bezug auf die Leber sagt er:

«Ob jemand ein scharfer Denker ist in der nächsten Inkarnation, hängt davon ab, wie er sich in der gegenwärtigen Inkarnation benimmt. Sodass also auf dem Umweg durch den Stoffwechsel in der Leber bestimmte Kräfte auftreten; wenn diese Kräfte aber ausgepresst werden in der ge-

genwärtigen Inkarnation, dann führen sie zu Halluzinationen oder starken Visionen.»

In Bezug auf die Niere sagt er:

«Wenn diese Dinge in der gegenwärtigen Inkarnation ausgepresst werden, dann zeigen sie all die nervösen Zustände, all die Zustände, die mit Erregungen des Menschen zusammenhängen, namentlich aber innere Erregungen, Gemütsregungen, eben hypochondrische Zustände, Depressionszustände usw., alle die Zustände, die mit dieser Seite des Stoffwechsels besonders zusammenhängen.»

Und schließlich in Bezug auf das Herz sagt er:

«Wenn aber das Herz seinen Inhalt herauspresst, dann ist es also eigentlich das System von Kräften, herausgedrängt und ins Bewusstsein gebracht, das in der nächsten Inkarnation jene eigentümliche Veranlagung, sein Karma auszuleben, hervorruft. Wenn man beobachtet, wie das Karma sich auswirkt, so kann man ja sagen:

Es lässt sich eigentlich dieses Ausleben des Karma von der Seite des Menschen nur schildern wie eine Art von Hunger und Sättigung ... Nun, diese Kräfte, die da als ein solcher Hunger sich äußern, der dann zur karmischen Erfüllung führt, diese Kräfte, die so sich ausleben, die werden im Herzen konzentriert.

Und wenn sie ausgepresst werden und also in der jetzigen Inkarnation ins Bewusstsein kommen: Sie bleiben ihm deshalb im Herzen doch vorhanden, aber sie kommen ins Bewusstsein hinein, es bilden sich Bilder von ihnen, die dann Anregungen bilden; dann gibt das die Tobsucht.

Tobsucht ist im Grunde genommen nichts Anderes – man kann das in der Realität studieren – als das in dieser Inkarnation verfrühte Ausleben einer Karmakraft für die folgende Inkarnation.»

Meines Erachtens meint Rudolf Steiner mit der Tobsucht die Manie, bei der, wie noch später ausgeführt wird, Willenskräfte zu früh frei werden. Rudolf Steiner spricht in GA 314 auch vom «Toben» im Zusammenhang mit der Manie.

Der Umstand, dass hier Erkrankungen geschildert werden, die in der herkömmlichen Psychiatrie nicht in eine Reihe mit halluzinatorischem Erleben gesetzt werden können, macht deutlich, wie sehr wir Steiners

Anregung folgend versuchen müssen, auseinanderzuhalten, welches seelische Erleben Spiegelungsvorgang ist und wo dagegen Kräfte mit Leibbildungstendenz wirksam werden.

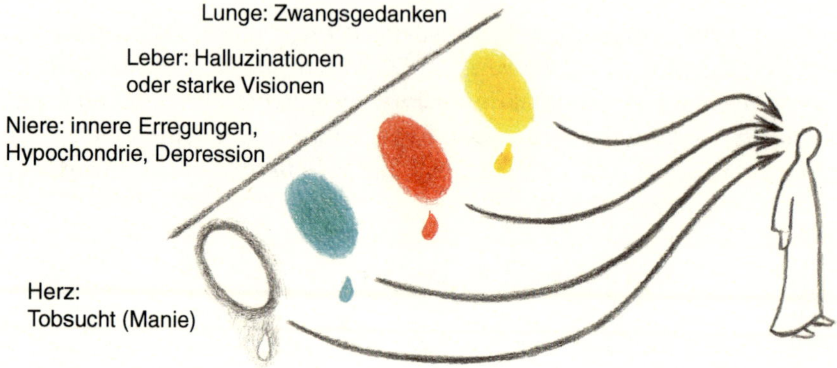

Wichtig erscheint auch die Aussage im Zitat, dass die frühzeitig ins Bewusstsein tretenden ausgepressten Kräfte eben doch im Organ vorhanden bleiben und nicht einfach das Karma des Menschen verschwindet. *«Sie bleiben deshalb im Herzen doch vorhanden.»* Die Kräfte treten jedoch ins Bewusstsein, werden erlebt.

So haben wir bisher zwei Aspekte der Verfrühung der Psychose kennengelernt:

- Das vorzeitige Inanspruchnehmen von Organkonfigurationen, die erst im späteren Lebensverlauf gebraucht werden sollten.
- Das vorzeitige Ins-Bewusstsein-Kommen von Leibbildungskräften, die erst in einer nächsten Inkarnation wirken sollten. Das nicht im Organaufbau gehaltene Ätherische kommt dabei in eine Situation wie das Ätherische, das präkonzeptionell noch nicht in einem physischen Leibaufbau engagiert ist und so wie z. B. eine Halluzination erlebt wird. *(... wenn dieses Leben der Geburt, der Konzeption zu, schon um Jahrzehnte nahekommt.)*

Es deutete sich schon an, wie die Organe in der funktionellen Dreigliederung von Nerven-Sinnes-System, rhythmischem System und Stoffwechsel-Gliedmaßen-System stehen. Um weitere Textstellen zur Psychose bei

Rudolf Steiner verstehen zu können, bedarf es bzgl. dieser Thematik einer ausführlicheren Darstellung.

Wir folgen dabei Rudolf Steiners Ausführungen, die er anhand des Umganges der Organe mit dem Eiweißstoffwechsel zur Darstellung bringt.

Zum Organverständnis aus der funktionellen Dreigliederung – Der Mensch als viersaitiges Streichinstrument

Das rhythmische System entsteht als Gespräch zwischen dem Nerven-Sinnes-System, das als Bildung aus dem früheren Erdenleben mitgebracht wurde, und dem Stoffwechsel-Gliedmaßen-System, das in seiner zu erringenden Frucht, zu einer Gestalt erst im folgenden Erdenleben kommt. Obwohl das rhythmische System erst durch das Gespräch zur Erscheinung kommt, orientiert es sich an einem eigenen Weltbereich, der sich über die Liebe erschließt. Das Stoffwechsel-Gliedmaßen-System vermittelt von der Willensseite her zukünftige Kräfte, die sich karmisch noch erfüllen müssen. Das Nerven-Sinnes-System, aus der vergangenen Inkarnation gebildet, stellt hierfür Gegebenheiten, gewordene Bedingungen zur Verfügung, an denen sich ein Gespräch mit den Zukunftskräften vollzieht. Als Bild zur Verdeutlichung der Kräfte, die in ein Gespräch treten, setze man für das Nerven-Sinnes-System ein Saiteninstrument mit vier Saiten, z. B. eine Geige oder ein Cello. Für das Stoffwechsel-Gliedmaßen-System setze man den Strich des Bogens über die Saiten. Erst wenn der ätherische Strom des Stoffwechsel-Gliedmaßen-Systems über ein Organ streicht, gerät das Organ in ein Schwingen. Es kommt zu einem Rhythmus, einem hörbaren Ton.

Das Nerven-Sinnes-System und mit ihm die vier Hauptorgane, Herz, Lunge, Leber und Niere, sind ganz aus den Tierkreiskräften herausgebildet und in seiner Anlage schon vorhanden, noch ehe es zu ihrer physischen Realisation kommt (Abb. S. 68).

Im 12. Vortrag GA 312 vom 01.04.1920 schildert R. Steiner die menschliche Eiweißbildung durch die 4 Hauptorgane ganz aus dem astralischen Bildegestus des Nerven-Sinnes-Systems heraus. Er beschreibt eine Polarität von menschlichem (z. T. auch tierischem) Eiweiß im Gegensatz zu pflanzlichem Eiweiß. Die Eiweißbildung beim Menschen stehe unter dem Einfluss seiner 4 Hauptorgane, während sich die Pflanze, was die Eiweißbildung angeht, an die Kräfte des luftigen Umkreises wendet.

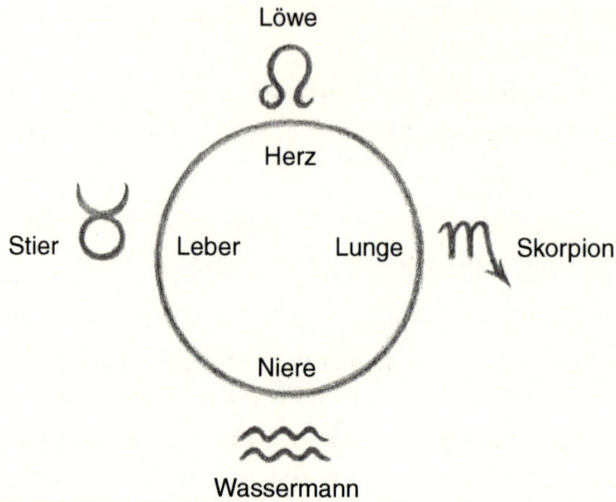

«Diese vier Organsysteme bedeuten nämlich nichts anderes, als dass sie die Schöpfer der Struktur des menschlichen Eiweißes sind. Diese vier Organsysteme sind es, die wir studieren müssen. Nicht die molekularisch atomistischen Kräfte des Eiweißes müssen wir studieren, sondern wenn wir uns fragen wollen: Warum ist das Eiweiß so, wie es ist? – dann müssen wir die innere Konstruktion des Eiweißes als eine Resultierende desjenigen auffassen, was von diesen vier Organsystemen ausgeht. Es ist das Eiweiß geradezu ein Ergebnis des Zusammenwirkens dieser vier Organsysteme.

Damit ist auch etwas ausgesprochen über die Verinnerlichung äußerer Wirkungen beim Menschen. Wir haben in die Organsysteme hinein das zu verlegen, was die heutige Chemie sucht in der Struktur der Substanzen selber. Es ist menschliches Eiweiß deshalb in unserer irdischen Sphäre gar nicht zu denken in seiner Struktur. Es kann nicht bleiben in seiner Struktur, wenn es nicht unter dem Einfluss dieser vier Organsysteme ist. Es muss diese Struktur unbedingt ändern.

Anders ist das beim pflanzlichen Eiweiß. Das pflanzliche Eiweiß steht nicht unter dem Einfluss von solchen vier Organsystemen, wenigstens scheinbar nicht; aber es steht unter einem anderen Einflusse. Es steht unter dem Einfluss von Sauerstoff, Stickstoff, Wasserstoff, Kohlenstoff und unter dem Einfluss desjenigen, was immer auch in der gesamten äußeren meteorologischen Natur vorhanden ist, unter dem Einfluss des die Funktionen dieser vier vermittelnden Schwefels, Sulfurs. Und beim pflanzlichen Eiweiß wirken die sich in der Atmosphäre zerstreuenden vier Stoffe dasselbe, was im Menschen Herz, Lunge, Leber und so wei-

ter wirken. Es ist in der äußeren menschlichen Natur an Bildekräften in diesen vier Stoffen vorhanden, was in der innermenschlichen Natur individualisiert in den vier Organsystemen enthalten ist. Das ist wichtig, daran zu denken, dass wenn wir den Namen Sauerstoff, Wasserstoff aussprechen, wir nicht bloß an dasjenige als innere Kräfte denken sollen in diesen sogenannten Stoffen, wovon die heutige Chemie spricht, sondern dass wir uns diese Stoffe mit Gestaltungskräften, mit Wirkungskräften denken müssen, die auch ein Verhältnis zueinander immer haben, indem diese Stoffe in ihren Wirkungen zu dem Inventar des Irdischen mit beitragen. Wir müssen, wenn wir ins Einzelne eingehen und identifizieren würden mit inneren Organen dasjenige, was der Sauerstoff, wenn er sich außen aufhält, wirkt, es innerlich identifizieren mit dem Nieren-Harn-System. Dasjenige, was der Kohlenstoff, wenn er außen seine Bildekräfte entfaltet, wirkt, das müssen wir innerlich identifizieren mit dem Lungensystem, aber jetzt nicht das Lungensystem als Atmungssystem aufgefasst, sondern die Lunge, insofern sie ihre Eigenbildungskräfte hat.

Wir müssen identifizieren den Stickstoff mit dem Lebersystem, den Wasserstoff mit dem Herzsystem (siehe Zeichnung). Der Wasserstoff draußen ist in der Tat das Herz der äußeren Welt, der Stickstoff ist die Leber der äußeren Welt und so weiter.»[9]

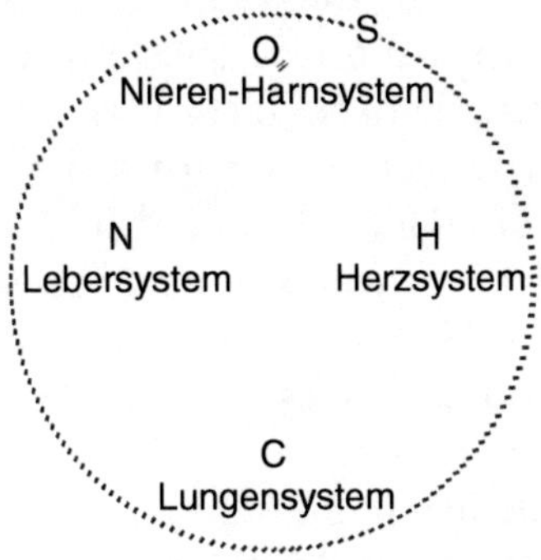

Die Anordnung der Organe ist in GA 312 etwas anders und nicht wie in der Zeichnung oben gemäß der kosmischen Anordnung den Tierkreisregionen entsprechend.

Wichtig ist bei dieser Darstellung zu erkennen, dass wir es hier mit Organbildekräften zu tun haben, die aus den kosmisch vermittelnden Zusammenhängen heraus wirken. Die sogenannten vier Hauptorgane ent-

9 Steiner, R., *Geisteswissenschaft und Medizin*, GA 312, 7. Auflage, Dornach 1999.

stammen ihrer Organanlage nach dem Astralen Kreuz, die Sternbilder liegen jeweils gegenüber im Tierkreis; zwischen ihnen liegen 90 Grad.

Über diese aus dem astralischen Bildegestus entstehenden Organe hat zunächst noch kein Bogen des Stoffwechsels gestrichen. Es ist die Geste des ganz an den Umkreis Hingegeben-Seins, der deutlich macht, dass Steiner in dieser Schilderung die Dynamik der Eiweißgestaltung aus dem Astralischen heraus darstellt. Das Nerven-Sinnes-System ist eine Bildung des Astralischen.

Steiners Ausführungen über die innere Substanzverwandlung im Anschluss an die aufgenommene Nahrung stellen sich dem gegenüber völlig anders dar. Die Substanzverwandlung[10] ist ganz in dem Duktus des Stromes der Gewebeflüssigkeit gehalten. Die innere Substanzbildung ist hier geschildert unter dem Einfluss des Ätherischen im Stoffwechsel-Gliedmaßen-System. R. Steiner schildert es so, dass die aufgenommene Nahrung zunächst ganz abgebaut, «umrhythmisiert» werden muss. Das bedeutet, Einflüsse, Rhythmen, die von fremder Astralität, Fremdätherischem oder Fremdmineralischem ausgehen, müssen in der Nahrung abgebaut werden.

Das Fremde in der Nahrung muss ganz überwunden werden.

Aus dem Darm kommt dann eine Substanz in den Menschen hinein, die Ausdruck der reinen, blanken, nicht vorgeprägten Erdenstofflichkeit ist (C – Kohlenstoff wird hier als Ausdruck des irdischen Elementes gewählt). Diese Substanz kommt in den Einfluss des Herz-Lungen-Systems, hier wird sie belebt (O – Sauerstoff), was bedeutet, dass einerseits das Element des eigenen Ätherischen hinzutritt, andererseits der Mensch durch den Einfluss des Sauerstoffes «verirdischt» wird, in seinem Wesen als Metall gewissermaßen rostet.

In der Niere wird die innere Substanz astralisiert, beseelt (N – Stickstoff) und im Leber-Galle-System individualisiert (H – Wasserstoff).

Darm	C Kohlenstoff
Lunge	O Sauerstoff
Niere	N Stickstoff
Leber/Galle	H Wasserstoff

10 Steiner, R., *Physiologisch-Therapeutisches auf Grundlage der Geisteswissenschaft*, GA 314, 4. Auflage, Dornach 2011.

Hält man diese Schilderung der Substanzverwandlung der vorigen Darstellung der menschlichen Eiweißbildung aus dem Astralischen heraus gegenüber, gerät man auf den ersten Blick in Verwirrung: Die Leber war hier doch assoziiert mit dem Stickstoff, dem Element des Astralischen, nicht mit Wasserstoff als Ausdruck der individualisierenden Wärmekräfte. Die Niere war assoziiert mit Sauerstoff, dem Träger des Ätherischen. Wieso wird sie jetzt in Verbindung gebracht mit dem Stickstoff etc.? Wenn man die unterschiedlichen Funktionssysteme miteinander ins Gespräch kommen lässt, löst sich die Verwirrung auf. Hilfreich hierbei ist das erwähnte Bild des viersaitigen Streichinstrumentes, über das gestrichen wird. Es ändert sich bei jedem Organ jeweils die Qualität des Bogens bzw. des Strichs.

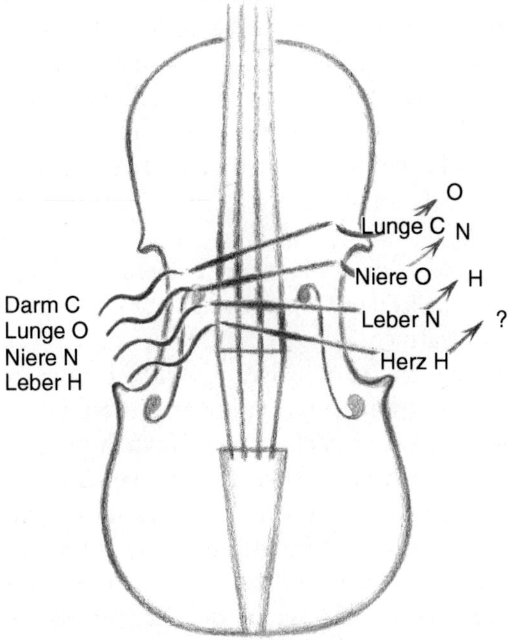

Aus dem Darm kommt ein Bogen, der die Qualität von Kohlenstoff hat. Dieser Bogen ist geeignet, über die Lunge (genauer: über das Herz-Lungen-System), zu streichen, die in ihrer astralischen Organbildung (Nerven-Sinnes-System) ganz Ausdruck von Kohlenstoff ist. Die Lunge beginnt zu tönen, sie atmet Sauerstoff ein, was dem Entstehen des rhythmischen Gesprächs zwischen Nerven-Sinnes-System und Stoffwechsel-Gliedmaßen-System entspricht. Die so belebte innere Substanz streicht über die Niere, die selber in ihrer Organbildung Ausdruck der Sauerstoffkräfte ist. Sie fängt an zu klingen und atmet die Astralität ein (N – Stickstoff). Die Substanz wird beseelt. Die belebte und beseelte Substanz streicht über die Leber. Diese ist ihrer Bildung nach Ausdruck der Stickstoffkräfte. Sie beginnt zu schwingen und individualisiert die Substanz, atmet H – Wasserstoff ein. Die belebte, beseelte und individualisierte Substanz streicht über das Herz, das Ausdruck der Wasserstoffkräfte ist. Das Herz beginnt zu atmen. Offen bleibt zunächst die Frage, was das Herz einatmet.

Wichtig in dieser Anschauung ist, zu bemerken, dass die kosmisch mitgebrachten Organe, die sich in ihren Organbildekräften ausdrücken, atmen *wollen.*

Sie *können* atmen, indem die Gewebeflüssigkeit über sie streicht. Dadurch wird Substanzialität in den Menschen vermittelt, und die Organe realisieren sich physisch. Vorgeburtlich angelegte Organbildekräfte werden in ein sich physisch realisierendes Organ gebunden. Substanzeinatmung, Substanzverwandlung geschieht als Ergebnis *der Wechselwirkung, des Gespräches* zwischen Nerven-Sinnes-System und Stoffwechsel-Gliedmaßen-System (so wie der Mensch sich in der Hüllenrealisation über den anderen Menschen liebend inkarniert).

Konkret bedeutet das: Die Lunge atmet. Sauerstoff wird durch diese *rhythmische Funktion* in den Organismus gebracht. Die Astralität wird über die Nieren eingeatmet, also *rhythmisch* vermittelt. Ebenso geschieht die Vergeistigung, die Individualisierung der Substanz im Leber-Galle-System *rhythmisch.* Wir hatten schon im ersten Kapitel gesehen, wie die Individualität des Menschen sich in der Nachahmung und durch das Verhältnis zur geliebten Autorität gleichsam hineinatmet. Es ist die Herzensverbindung von Eltern und Kind, die das Kind sich inkarnieren lässt.

Sind Menschen in innerer Mittebildung miteinander vereint, entsteht die Möglichkeit, dass sie über das Tor, das sich darin öffnet, ihr eigenes Wesen auf die Erde bringen. So wie in der Plazenta sich das Tor öffnet, über das der Mensch verbunden mit dem mütterlichen Organismus sich physisch leibbildend spiegeln kann, öffnet sich in jedem Organ ein Tor zu einer anderen Substanzialität, in die der Mensch sich hineinatmen kann, wenn sich in dem Organ Vergangenheitsstrom (Nerven-Sinnes-System) und Zukunftsstrom (Stoffwechsel-Gliedmaßen-System) *seines Wesens* begegnen. Es ist der Rhythmus, durch den Substanzverwandlung sich vollziehen kann, der Rhythmus, durch den hindurch das geistige Wesen des Menschen Vergangenheits- und Zukunftsstrom in sich begegnen lassen kann.

Über die stabilisierende Wirkung des rhythmischen Systems gelingt es dem Menschen einerseits, sich überhaupt auf der Erde in die Gegenwart zu bringen, andererseits Einseitigkeiten seiner Konstitution auszugleichen und so die Grundlage seiner Gesundheit zu schaffen.

Diese Betrachtung hat unmittelbare therapeutische Konsequenzen. Man versteht die sogenannten Anamnesefragen aus GA 312 besser, in denen Organbezüge zu den Symptomen Hunger, Lufthunger, Durst und den Wärmeverhältnissen hergestellt werden. Es wird deutlich, dass Nahrung den «Bogen» für die Lunge darstellt, insofern hat der Hunger einen Bezug zur Lunge. Das Gleiche gilt für den Lufthunger und die Niere. Der Durst hat einen Bezug zur Leber, indem die Leber durch den «Bogen» des lebendigen und beseelten Wassers angeregt werden will, das sie aus der Niere erhält. Das Herz benötigt den warmen Bogenstrich, der durch die Leber möglich wird. Man ist dann vielleicht geneigt, die Leber zu behandeln, wenn dem Herz Wärme fehlt. Unter Umständen sollte man nicht auf die Niere schauen, wenn Lufthunger vorliegt, sondern weiter «vorne» schauen. Bei der Anorexie mit dem permanenten Hungergefühl hauptsächlich die Lunge zu behandeln, wäre sicherlich ein Fehler. Hier braucht es als Medikament einfach Nahrung. Dennoch kann eine jahrelange Behandlung von Zwangspatienten (Lungenbezug) mit Pulmo D6, wie mir befreundetete russische Kollegen mitgeteilt haben, durchaus erfolgreich sein. Selbstverständlich ist die Anorexia nervosa keine Psychose. Dennoch hat man es in der Erkrankung mit einer Lungensymptomatik zu tun.

Kommen wir noch einmal zurück auf die vier Substanzen, die durch den Strich des Stoffwechsels, durch den Funktionsstoffwechsel «eingeatmet» werden können, so fällt auf, dass bei jedem Schritt am Himmel 90 Grad vollzogen werden.

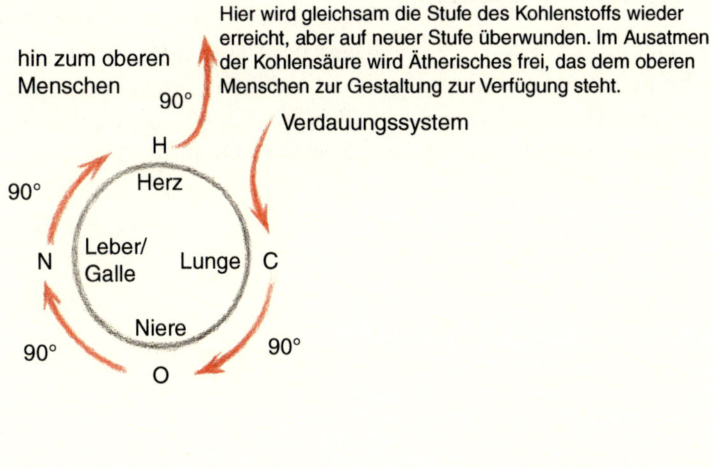

Das ist sehr auffallend. Was bedeuten diese 90 Grad, die abgeschritten werden im Tierkreis? Wofür sind sie Bild? Es wird die kosmische, gleichsam urbildhafte Anlage des Menschen auf die Erde gebracht. Je nach menschlichem Vermögen, den Nahrungsstrom zu überwinden, wird diesem Urbild im Bogenstrich des Stoffwechsels der ätherische Strom entgegengetragen. Dieser Strom wird Anreger zur Atmung. Das Nerven-Sinnes-System als Bildung des Astralleibes, die Saite, will atmen, sie kann es erst, wenn der Bogenstrich zur Atmung anregt. In diesem Geschehen vollzieht sich am Himmel bei jedem Organ ein Schritt von 90 Grad. Es vollzieht sich die Menschwerdung. Astralisches, Tierhaftes wird überwunden durch die Tat des Menschen auf der Erde. Der Mensch richtet sich auf: Er stellt sich auf seinen Astralleib, auf seine Tierheit, mit seiner Ich-Organisation. Das sind die 90 Grad!

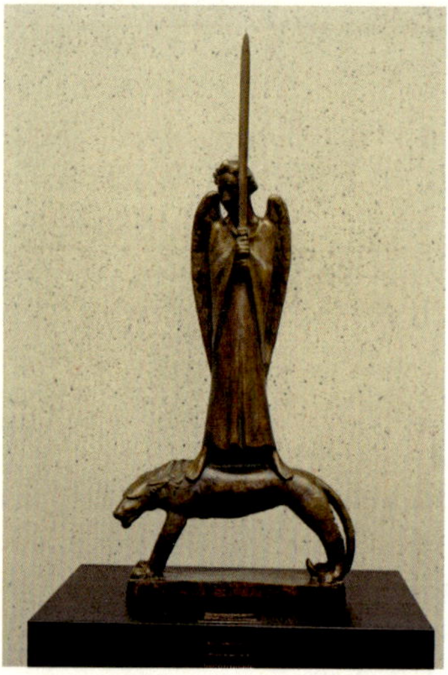

Und wenn viermal 90 Grad abgeschritten sind am Himmel, hat der Mensch sein Wesen auf die Erde gestellt. Zunächst in leiblicher Hinsicht, hier ist das Ätherische leibgebunden. Was er dann als neue Welt, als neuen Menschen aus sich heraus seelisch gebiert in das in ihm frei werdende Ätherische hinein, gehört zur nächsten Runde, die es zu vollziehen gilt. Immer wieder weist R. Steiner auf das Urbild des platonischen Weltenjahres mit seinen 25 920 Jahren hin, die die Sonne benötigt, um mit ihrem Frühlingspunkt einmal durch den Tierkreis zu wandern. Auf die gleiche Zahl an Atemzügen an einem Tag kommt man, wenn man von einer durchschnittlichen Atemfrequenz von 18/min ausgeht. Er bezeichnet den Atmungsrhythmus geradezu als Urheilungsprozess, indem er den Menschen in den Kosmos hineinstelle, ihn anbinde an sein Urbild.[11] Heilung in diesem Sinn bedeutet, dass der Mensch diesen Kreis von 4 × 90° geht, sich innerlich anschließt an die kosmische Runde, die ihn gebildet hat. Zeitlich ist dies verbunden mit der Zahl 25 920.

11 Steiner, R., *Der Mensch als Zusammenklang des schaffenden, bildenden und gestaltenden Weltenwortes*, GA 230, 7. Auflage, Dornach 1993.

Vielleicht ergibt sich aus diesem Bild auch ein neues Verständnis vom Satz des Thales: Wer innerlich zwei Pole zum Ausgleich bringen möchte, muss aufrecht sein, muss in sich 90° bilden, wenn er sich menschengemäß auf dem Tierkreis bewegt. Man könnte auch sagen: Wer auf der Erde Polaritäten verbinden möchte, muss sich mit der Sonne und ihrem Gang am Firmament verbinden. Er darf seine Aufrichte, sein Menschsein nicht verlassen, muss sich orientieren am Gang der Sonne.

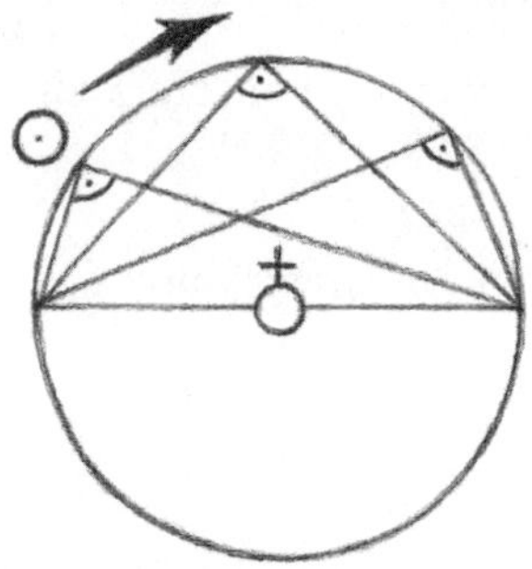

Die vier sogenannten Hauptorgane bilden in ihrer Anlage das Bild der Gesundheit, indem sie auf die Ich-Organisation des Menschen ausgerichtet sind und ihn auffordern, 4 × 90° in sich zu vollziehen. 4 : 1 als Bild für das gesunde Puls-Atmungsverhältnis. Es ist die 1, das Ich des Menschen, was die 4 (Zahl der Erde) zur 5 (Zahl des Menschen) macht. Entscheidend scheint zu sein, dass die menschlichen Organe in sich die Möglichkeit liefern, dass die Ich-Organisation in ihnen zur Erscheinung kommt. Es geht nicht nur um die sogenannten Hauptorgane, sondern um alle Organe. Der Nerven-Sinnes-Aspekt ist in ihnen veranlagt in seinen karmischen mitgebrachten Konsequenzen und möchte durch den Stoffwechselaspekt, durch das Ich, erlöst werden.

Wir haben nun im Bild des viersaitigen Streichinstrumentes die Organe unter dem Blickwinkel der Drei- und Viergliederung angeschaut und sind auf die in ihnen wirkenden Vergangenheits-, Zukunfts- und Gegenwartsaspekte aufmerksam geworden. Die Vergangenheit-vermittelnde Konfiguration ist das Nerven-Sinnes-System. In dieser Hinsicht *wollen* die Organe atmen. Sie *können* atmen, indem der Zukunft-vermittelnde Strom der Gewebeflüssigkeit über sie als Bogen streicht und die Organe klingen, atmen lässt.

Gleichzeitig haben wir gesehen, dass der Mensch sich «einatmet», dass er seine eigene Substanz, mit der er die Nahrungssubstanz verlebendigt, beseelt, individualisiert über das Gespräch zwischen Flüssigkeitsstrom und Urbild auf die Erde bringt. Die Inkarnation vollzieht sich zwar vom Kopf aus, aber vermittelt durch das Gespräch zwischen Nerven-Sinnes-System und Stoffwechsel-Gliedmaßen-System. Eine ganz andere Dimension der Zwischenmenschlichkeit tut sich hier auf, wenn man bedenkt, dass der Mensch sich über den anderen Menschen inkarniert, nicht nur, was seine physische Schwangerschaft angeht, sondern darüber hinaus, was sich durch das rhythmische System, von Herz zu Herz zwischen Menschen vollzieht.

Mit dieser Vorbereitung können wir nun noch eine weitere Textstelle zur Psychose betrachten.

Eiweißbildung und Psychose

Im 6. Vortrag des 2. Medizinerkurses[12] deutet R. Steiner etwas zu Stoffwechselvorgängen bei den «sogenannten Geisteskrankheiten» an. Im Sinne der obigen Darstellung schildert er menschliches Eiweiß als innerhalb zweier Dynamiken stehend. Eine Dynamik hänge zusammen mit der Hauptaufgabe des Eiweißes, nämlich, dass es im Organismus die Atmung ermögliche. Atmung wird hier in einem umfassenden Sinn verstanden. Er stellt eine Metamorphosenreihe von Organen auf, anhand derer sich unterschiedliche Atmungsqualitäten zeigen: Kopf, Lunge, Leber.

«Der Kopf ist ein fortgeschrittenes, ein über das Lungenmaß hinausgeschrittenes Atmungsorgan, das nur das Atmen zurückhält und an die Stelle der Luftaufnahme durch das Atmen die Aufnahme der ätherischen Kräfte durch die Sinne stellt. Das Sinneswahrnehmen ist nichts anderes als ein verfeinerter, d.h. ein ins Ätherische hineingetriebener Atmungsprozess. Der Kopf atmet, die Lunge atmet. Aber es atmet noch etwas im Menschen, was noch eine niedrigere Stufe in dieser metamorphosischen Bildung ist, das ist die Leber. Die Leber, die eine nicht zu Ende gekommene Lunge, eine nicht zu Ende gekommene Kopfbildung ist, die atmet auch. Bei ihr überwiegt nur dasjenige, was nun die andere Metamorphose wiederum ist, die polarische Metamorphose der Sinnesempfin-

12 Steiner, R., *Gesichtspunkte zur Therapie*, GA 313, 5. Auflage, Dornach 2001.

dung: Die Nahrungsaufnahme, die Nahrungsverarbeitung. … Wenn Sie diese Erwägung zu Grunde legen, dann werden sie nicht weit mehr sein von dem Verständnis dessen, was gesagt werden muss, dass die menschlichen Organe, also gewisse menschliche Organe als solche eigentlich im Grunde genommen Atmungsorgane sind. Alle diejenigen menschlichen Organe, welche eine solche Gestaltung haben, wie Gehirn, Lunge, Leber sind zugleich Atmungsorgane.»

Wir erkennen in dieser Darstellung die gleiche Dynamik der Bildung der Organe aus dem Astralischen heraus wie in dem vorangehenden Kapitel. Es werden die Organe in dem Aspekt des Atmen-Wollens geschildert.

Nun gebe es eine Außenseite und eine Innenseite der Atmung. Die Außenseite vermittle den Menschen hinein ins Räumlich-Zeitliche. Sie ist verbunden mit Kohlensäureabsonderung und Sauerstoffaufnahme. Die Innenseite verbinde den Menschen mit seinem geistigen Sein bzw. verhindere ein zu tiefes Eintauchen des Menschen ins Räumlich-Zeitliche, wo er nur zu Gast ist und dem nicht seine wahre Wesenheit entspricht. An dieser Stelle kann sich der psychotische Mensch nicht ins richtige Verhältnis setzen zu dem Umkreis, aus dem heraus er geboren ist.

Anmerkung:
Im Vortrag vom 10.10.1923, GA 351,[13] spricht Rudolf Steiner über das Verhältnis von Sauerstoff und Stickstoff in der Außenluft und führt aus, dass ein erhöhter Sauerstoffgehalt uns schneller altern lässt, während der Stickstoffanteil dieses zu starke Eintreten in die Inkarnationsbedingungen verhindere und ihn gewissermaßen mit seinem geistigen Sein verbindet.

Die Innenseite der Atmung sei verbunden mit einer feinen Stickstoffausscheidung, die aber die Medizin der damaligen Zeit gar nicht berücksichtige.

«Und damit kommen sie dann zu dem letzten Punkt, möchte ich sagen, dieser Betrachtungen, der ihnen sagt, dass dasjenige, was im Menschen überhaupt an Eiweißkörpern vorhanden ist, im Wesentlichen, insofern es solchen Organen angehört wie den beschriebenen, auf die Atmung angelegt ist, sich äußert nach außen durch die Atmung. Aber alles dasje-

13 Steiner, R., *Mensch und Welt. Das Wirken des Geistes in der Natur. Über das Wesen der Bienen*, GA 351, 5. Auflage, Dornach 1999.

nige, was sich nach außen offenbart, äußert sich auch nach innen. Wenn ich schematisch zeichnen soll, so möchte ich das so zeichnen: Wenn Sie irgendein eiweißhaltiges Organ im Menschen haben, das dieser organischen Gruppe angehört, die ich genannt habe, so äußert es sich nach außen dadurch, dass es die Atmungstätigkeit entwickelt (siehe folgende Zeichnung, rot).

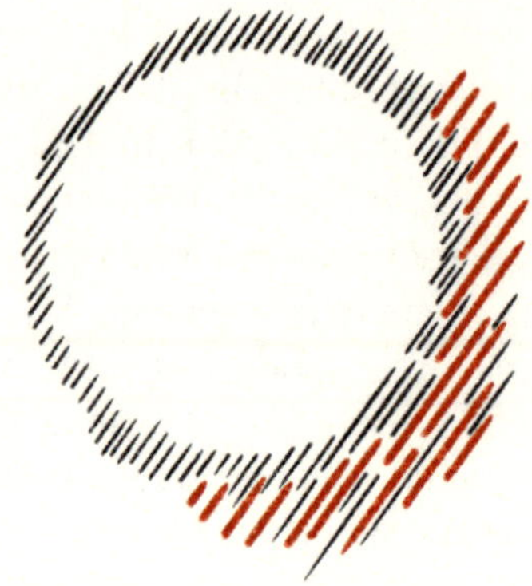

Aber indem es nach außen atmet, entfaltet es nach innen eine andere Tätigkeit, die polarische Tätigkeit zum Atmen, die geistbefreiende Tätigkeit, seelenbefreiende Tätigkeit. Seelenbefreiende Tätigkeit: Indem sie nach außen atmen, indem sie das Atmen nach außen entwickeln, entwickeln sie nach innen eine geistig-seelische Tätigkeit, die natürlich keinen Raum braucht, im Gegenteil sogar, man könnte den Ausdruck gebrauchen: In den Raum hinein fortwährend verschwindet, aus dem dreidimensionalen Raum fortwährend herausgeht. Aber diese Tätigkeit äußert sich im Innern, nach innen zu, und es ist im Wesentlichen die Eigenschaft des menschlichen Eiweißes vorzugsweise, dass es diese Tätigkeit nach innen entwickelt. …

Die Tätigkeit, welche sich in der Atmung äußert, die zeigt sich nach außen hin auch, und zwar in der Absonderung von Kohlenstoff in der Kohlensäure. Die Tätigkeit aber, welche dabei nach innen ausgeübt wird, die Tätigkeit der Vergeistigung, die ist an den Stickstoff gebunden. Und der Stickstoff wird, wenn er verbraucht ist, eben zur Vergeistigung, ausgeschieden. Das Maß der Ausscheidung des Stickstoffes ist ein Maß für das innere Arbeiten der menschlichen Organe nach der Geistigkeit hin.»[14]

14 Steiner, R., *Gesichtspunkte zur Therapie*, GA 313, 5. Auflage, Dornach 2001.

An dieser Textstelle muss aus meiner Sicht das Komma so gesetzt sein, wie ich es hier folgend getan habe: *Der Stickstoff wird, wenn er zur Vergeistigung verbraucht wird, ausgeschieden.*

R. Steiner bezeichnet die Organe, insofern sie atmen wollen, als *stabilbleiben-wollend.*

Demgegenüber erfahre das Eiweiß aus der Nahrung eine rasche Zerstörung und stehe in dem Strom der Gewebeflüssigkeit, die ihrerseits Attacken auf dasjenige ausführe, was «stabil in der Eiweißbildung bleiben will». Wir erkennen wieder das Zusammenspiel zwischen astralischer und ätherischer Bildung.

«Der astralische Leib wirkt in der Atmung durch Sympathie und Antipathie; der Ätherleib wirkt, indem er mit seinem Wirken auf die Sympathien und Antipathien des astralischen Leibes stößt. Überall stößt der Ätherleib mit seinen Wirkungen auf die Atmung im menschlichen Organismus. Die Ätherwirkungen haben ihren Hauptangriffspunkt beim Menschen in den flüssigen Bestandteilen. Der Mensch ist ja zu 2/3 wenigstens aus Wasser bestehend. In diesem Wasserorganismus kommt, wo der Ätherleib vorzugsweise tätig ist, in diesem Wasserorganismus äußern sich physisch die Ätherkräfte. Im anderen Organismus, der im Luftorganismus ist, der aus der Luft heraus eingebaut wird dem Menschen, äußern sich die Kräfte der Atmung. Und so können wir auch dasjenige ansehen, was zwischen astralischen Leib und Ätherleib vor sich geht als eine Wechselwirkung der Wasserkräfte mit den Luftkräften.»

Bezüglich der Psychose stellt er folgenden Zusammenhang her:

«Aber nun entsteht natürlich die Frage: Wie verhält sich das, was ich im vorigen Jahr gesagt habe, dass die eigentlichen Ursachen der psychischen Erkrankungen eigentlich in den Deformationen von Organen gesucht werden müssen? Das ist auch der Fall. Und es ist so stark der Fall, dass man immer, wenn man bloß die psychischen Symptome ins Auge fasst, eigentlich zu nichts kommt; es ergibt sich eigentlich nichts. Man kann schon einmal sagen: Ähnliche psychische Komplexe führen auf ganz verschiedene Krankheitsursachen eigentlich zurück. Es handelt sich immer mehr darum, dass man gerade beim sogenannten Geisteskranken die Deformation der Organe sucht, irgendein nicht richtig funktionierendes Organ, und dass man wiederum fragt: Warum funktioniert es nicht rich-

tig? Weil jene Kräfte schadhaft geworden sind, die eigentlich die stabilen der Eiweißbildung sind, nicht die variablen, sondern die stabilen. Also, es ist etwas in dem Kranken, das fortwährend danach strebt, das Organ eigentlich in seinem ursprünglichen plastischen Aufbau zu zerstören, und daher tut es auch nicht gut, wenn man zu stark hinüberschielt nach demjenigen, was in den Gewebeflüssigkeiten vorgeht und eben den anderen Pol des Stoffwechsels darstellt. Also mit dem, was im Organismus selber den Stoffwechsel darstellt, wird es nichts sein, wenn man nach den Symptomen ausgeht. Dagegen wird es außerordentlich wichtig sein, die Erkenntnis der Geisteskrankheiten in den Abscheidungen zu suchen. Da wird man schon durchaus wichtige Anhaltspunkte immer finden. Und nachforschen, wie die Abscheidungen bei einem Geisteskranken beschaffen sind, das ist außerordentlich wichtig, denn ich habe im vorigen Jahre gesagt, dass für gewisse Formen von Geisteskrankheiten eine Sucht vorliegt, Imaginationen, Inspirationen zu bilden. Das ist eben dasjenige, was Freiwerden des Geistigen im Inneren bedeutet.»

Wichtig ist bei dieser Textstelle, dass man auf die Organbildekräfte bei der Psychose schauen soll, nicht so sehr auf den Pol der Gewebeflüssigkeit. In der Bildung des Organeiweißes aus dem astralischen Bildegestus heraus liege die Erkrankungsursache der sogenannten Geisteskrankheiten. Außerdem solle man die Abscheidungen vom sogenannten Geisteskranken untersuchen. Hier müsse sich finden lassen, wie es dem stabil bleiben wollenden Eiweiß nicht in der richtigen Weise gelingt, die Vermittlung des Geistigen des Menschen in die Leiblichkeit hinein zu moderieren. Durch unsere bisherige Darstellung kann dieser Zusammenhang ein Stück weit deutlich werden: Man soll nicht so sehr auf den Pol der Gewebeflüssigkeit schauen. Die Ursache liege auf der Seite des «stabil bleiben wollenden» Poles des Organeiweißes. Dies will atmen. Es kann aber nicht richtig atmen. Und genau das müsste man widergespiegelt finden in den Ausscheidungen. Die Ausscheidung, das Drüsenartige bezeichnet gerade den rhythmischen Aspekt der Organe.

Zumindest kann man sagen, in der Psychose gelingt es im Zusammenspiel von Stoffwechsel-Gliedmaßen-System und Nerven-Sinnes-System nicht, eine Mitte entstehen zu lassen, die das Wesen des Menschen in Erscheinung treten lässt. Vorgeburtlich Veranlagtes wird nicht in den Funktionsstoffwechsel hinein erlöst, sondern behält die Geste des «Von-außen-Kommens» bei, was seelisch in Wahn und Halluzination erlebt wird.

Wir können aus dem bisher Gesagten annehmen, dass es beim Psychosekranken um eine nicht geregelte «Atmung» der Organe geht; Eiweißstrukturen oder zumindest am strukturellen Aufbau des Menschen beteiligte Strukturen werden aufgelöst, es kann dabei das ätherische Element nicht gehalten werden, es tritt ins Bewusstsein in Form des psychotischen Erlebens. Als die Substanz, die die Verbindung des Menschen zum Geistigen regelt, benennt Steiner den Stickstoff, wobei hier nicht elementarer Stickstoff allein gemeint ist, sondern Stickstoff als Vermittler und Träger des Astralischen. Im Landwirtschaftlichen Kurs spricht er über den Stickstoff als den «Schlepper», der den Sauerstoff, den Träger des Ätherischen hin zum Kohlenstoff, dem Träger und Vermittler des Physischen, führe und ihn ins richtige Verhältnis mit ihm bringe.

«Er wird richtig ein Träger einer geheimnisvollen Empfindlichkeit, die über das ganze Erdenleben ausgegossen ist. Er ist derjenige, der empfindet, ob das richtige Quantum Wasser in irgendeinem Erdengebiete ist.»[15]

Rudolf Steiner spricht in diesem Kurs oft von der Erde und meint damit – zumindest auch – den Menschen. Wir können davon ausgehen, dass ein Zuviel an Stickstoff im Blut, bzw. ein zu starker Abbau von Substanz, die zur Strukturgebung des Menschen benötigt wird, den Menschen zu empfindlich, zu stark empfindend macht. Er nimmt dann Dinge wahr, für die er noch nicht reif ist, gleichzeitig kann er sich nicht atmend ins richtige Verhältnis zu seiner Außenwelt setzen. Hierin besteht eine Parallele zwischen gestörter Atmung und gestörter Gedankenbildung. Interessant in diesem Zusammenhang sind neuere Untersuchungen von erhöhter Harnsäurekonzentration bei manischen Patienten in der akuten Manie und dem besseren Verlauf, wenn es gelingt, die Harnsäure zu senken.[16]

Bisher haben wir die vier Hauptorgane in ihren unterschiedlichen Dynamiken im Zusammenhang mit der Psychose betrachtet. Wir haben, was die Eiweißbildung angeht, uns die astralische und die ätherische Strömung vergegenwärtigt. Im folgenden Teil soll die Psychose unter dem Aspekt der nicht gesunden geistigen Entwicklung angesehen werden.

---

15 Steiner, R., *Landwirtschaftlicher Kurs*, GA 327, 8. Auflage, Dornach 1999.

16 Front Psychiatry 2019 Oct 31;10:767. doi: 10.3389/fpsyt.2019.00767.

Seelische Erkrankungstendenzen durch nicht ergriffene Wesensgliederentwicklung

Der Mensch entwickelt auf der Erde sein Ich. Die Ich-Entwicklung ist daran gebunden, dass der Mensch das Mineralische unter seine Füße bekommt.[17]

Er darf sich in seiner Leibesbildung nicht von der mineralischen Außenwelt bestimmen lassen. Die mineralische Welt muss außerhalb seiner Leiblichkeit bleiben.

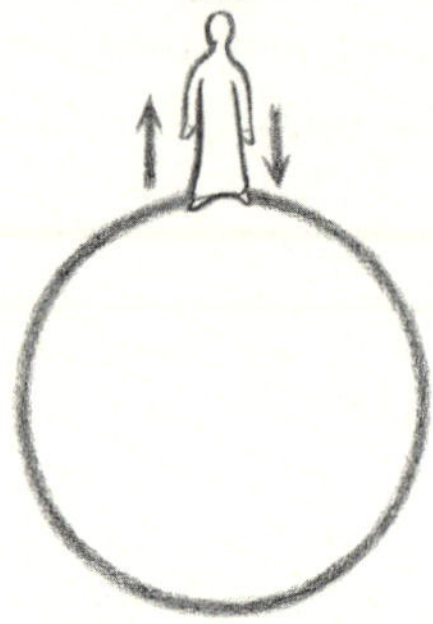

Wird mineralische Substanz in den Menschen gebracht, darf sie ihn nicht in seiner Leiblichkeit konfigurieren. Er muss sie aus sich heraussetzen, sie überwinden, sie «unter seine Füße» bekommen.

Man kann die Ich-Entwicklung anregen, indem man mit mineralischer Substanz behandelt.[18] Der Mensch muss dann das Mineral aus sich heraussetzen, «unter seine Füße» bekommen. Dieser Prozess ist einerseits mit der Ich-Entwicklung verbunden, andererseits mit dem Mineralisch-Werden der Erde selbst.

Auf dem alten Mond ging es um die Entwicklung des Astralleibes.[19]

Hierfür musste der Mensch die Pflanze, die im Wässrigen lebt, unter seine Füße bringen. Die Substanzialität des alten Mondes müssen wir uns nach R. Steiners Schilderungen wässrig vorstellen.

17 Steiner, R., *Die Geheimwissenschaft im Umriss,* GA 13, S. 230 ff., 30. Auflage, Dornach 1989.

18 Steiner, R., *Gesichtspunkte zur Therapie*, GA 313, 5. Auflage, Dornach 2001.

19 Steiner, R., *Die Geheimwissenschaft im Umriss,* GA 13, S. 186 ff., 30. Auflage, Dornach 1989.

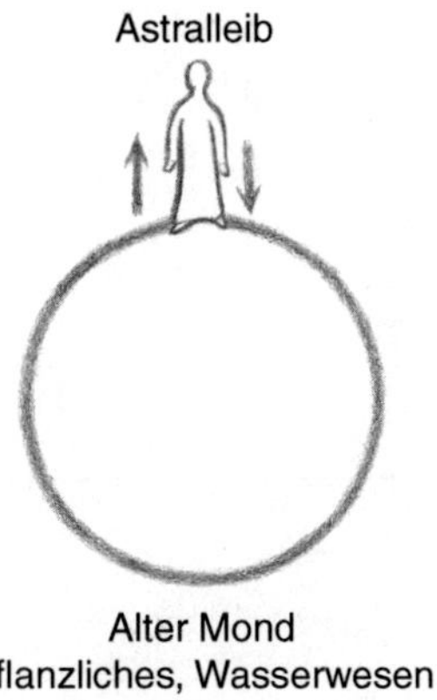

Wird pflanzliche Substanz in den Menschen hineingebracht, muss er sie aus sich heraussetzen, sie «unter seine Füße» bekommen.

Will man heute die Entwicklung des Astralleibes befördern, muss man mit pflanzlichen Heilmitteln behandeln. Der Mensch wird hierbei angeregt, das Pflanzenhafte zu überwinden, «unter seine Füße» zu bekommen, und wird dadurch in der Ausbildung seines Astralleibes angeregt.

Auf der alten Sonne war die Entwicklung des Ätherleibes des Menschen damit verbunden, dass er das Luftförmige aus sich heraussetzte. Nach den Schilderungen R. Steiners wurde auf der alten Sonne das Tierreich vom Menschen abgesondert.[20] Gleichzeitig entstand die luftförmige Substanz der alten Sonne. Will man heute den Ätherleib herausfordern, anregen, muss man mit tierischer Substanz behandeln. Der Organismus versucht das Tierische wieder aus sich herauszubringen und vollzieht den entsprechenden Schritt wie damals auf der alten Sonne: Er ersteht in seinem Ätherleib.

20 Steiner, R., *Die Geheimwissenschaft im Umriss,* GA 13, S. 174 ff., 30. Auflage, Dornach 1989.

Ätherleib

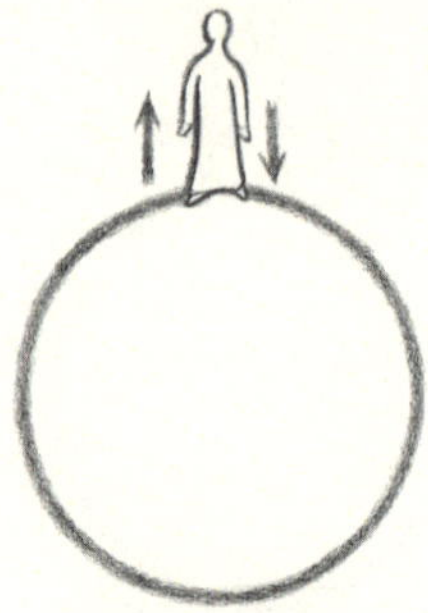

Alte Sonne
tierische Substanz
Luftwesen

Wenn tierische Substanz in den Menschen hineingebracht wird, muss er sie überwinden, aus sich heraussetzen. Dabei ersteht der Ätherleib.

Auf dem alten Saturn wurde der physische Leib des Menschen veranlagt. Der alte Saturn erschien als Wärmekörper, innerhalb dessen sich die physischen Leiber absonderten. Die menschlichen physischen Leiber differenzierten sich gegenüber der sie umgebenden Wärmesubstanz.[21] Wollen wir den physischen Leib therapeutisch behandeln, können wir ihn über die Wärme erreichen. Es ergeben sich bis zur Erde vier planetarische Entwicklungsstufen.

Physischer Leib

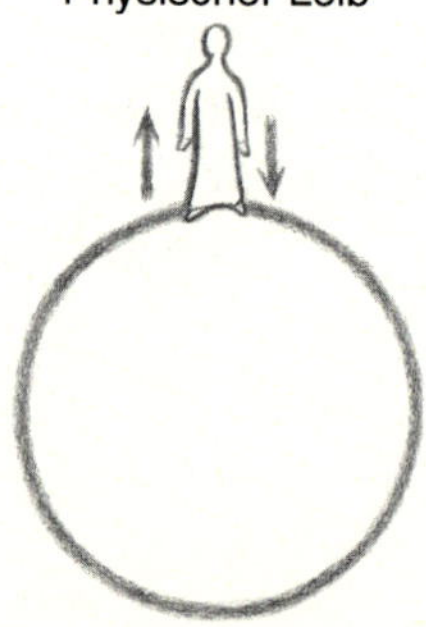

Alter Saturn
Wärmesubstanz

Wird fremde Wärme in den Menschen gebracht, muss er sie überwinden, um sich in seinem physischen Leib halten zu können.

---

21 Steiner, R., *Die Geheimwissenschaft im Umriss,* GA 13, S. 155 ff., 30. Auflage, Dornach 1989.

Die Aufgabe des Menschen ist es jeweils, die äußere Welt zu beherrschen, ihre Gesetzmäßigkeit zu überwinden und sie «unter seine Füße zu bekommen». Die äußere Welt darf nicht barrierelos in den Menschen eindringen, sonst kommt es zu Krankheitserscheinungen. Gleichzeitig kann bei Erkrankungen substanziell mit den Naturreichen und der Wärme behandelt werden, indem dadurch der Anreiz gesetzt wird, diese zu überwinden.

Wenn man nicht lernt, die äußere Welt in diesem Sinne zu beherrschen, können sich seelische Erkrankungstendenzen zeigen, die im Folgenden geschildert werden.

Wenn man die Erde nicht mit der Willensorganisation betritt, die allein geeignet ist, das Mineralische der Welt zu überwinden, wenn man sozusagen nicht mit beiden Beinen auf festem Boden steht und hier seinen Standpunkt finden kann, kann sich das Ich nur eingeschränkt ausbilden. Man wird innerlich partiell zum Tier und es treten Zustände auf, in denen sich zeigt, dass das Ich nicht ganz die Führung gegenüber dem Astralleib hat. Dies ist bei einer Vielzahl psychischer Erkrankungen der Fall. Beispielhaft seien hier Angststörungen genannt.

Es wird die Entwicklung hin zum Ich nicht voll erreicht. Man kommt gewissermaßen nur bis zu der Stufe des Astralleibes und wird damit innerlich ein Stück weit zum Tier, erlebt z. B. (tierische) Angst.

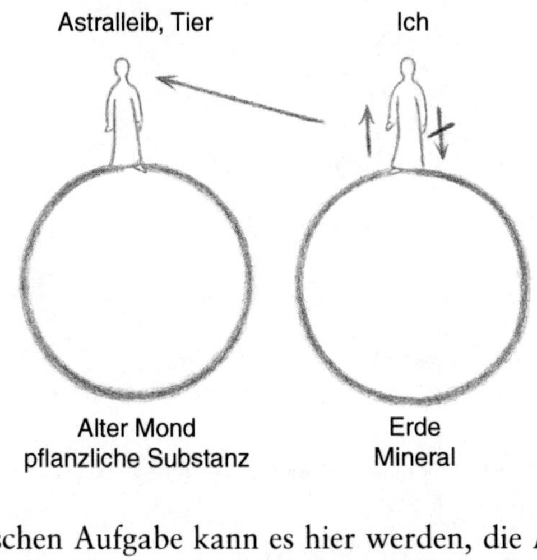

Zur therapeutischen Aufgabe kann es hier werden, die Angst als Signal für den anstehenden eigenen Entwicklungsschritt anzuerkennen. An ihr kann der Mut entwickelt werden, sich auf den ungewissen Ausgang einzulassen, der dadurch entsteht, wenn man die Erde tatsächlich betritt und sich tatsächlich auf die dort geltenden Inkarnationsbedingungen einlässt. Die Angst wird zur Orientierung, ob man auf dem richtigen Weg ist.

Kann man das fremde Wasserelement nicht überwinden, sondern wird man von dem Wasserelement überwältigt, wird man innerlich zur Pflanze – dumpf brütend. Hier wird der ganze Formenkreis depressiven Erlebens sichtbar. Man erreicht nicht die Stufe der alten Mondenentwicklung, bleibt partiell hängen auf dem Stand der alten Sonne, bleibt Pflanze. In der Depression ist es vorwiegend der Astralleib (auch das Ich), das nicht genügend formgebend, tonisierend und durchluftend in die unteren Wesensglieder eingreifen kann.[22] Die bestehende Entwicklungsaufgabe kann darin liegen, durch das Erleben des eigenen abgelähmten pflanzenartigen Zustandes hindurch aufzuwachen und mit seinen oberen Wesensgliedern seinen Leib zu ergreifen. Dies bedeutet aber, den Wasserorganismus «unter seine Füße» zu bekommen und damit in Bewegung zu bringen. In der Depression ist der Astralleib nicht frei für das Empfindungs- und Gefühlsleben, sondern zu stark leibgebunden. Vom Astralleib und Ich aus wird der eigene Ätherleib erlebt, der seinerseits unter zu starken Einfluss des physischen Leibes kommt. Es wird dann das physische Element im Ätherleib mit seiner Schwere als Depression erlebt.

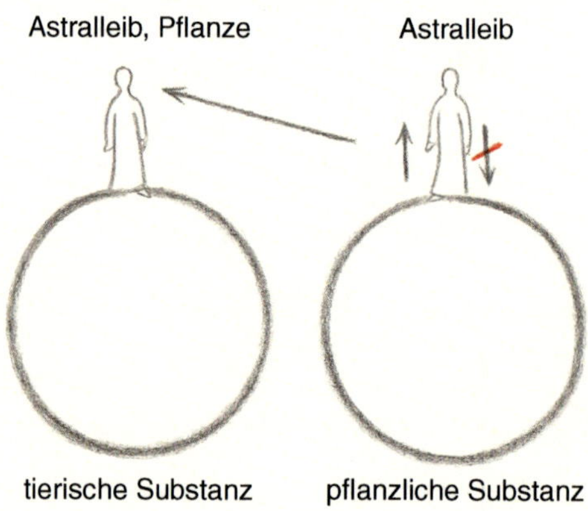

Wässriges wird nicht überwunden. Der Mensch wird zur «Pflanze».

22 Steiner, R., *Grundlegendes für eine Erweiterung der Heilkunst*, GA 27, S. 101, 7. Auflage, Dornach 1991.

Wesensgliederkonfiguration der Depression

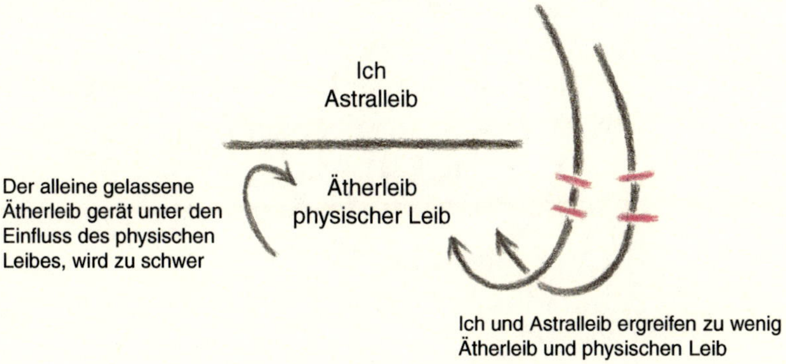

In der Depression greifen Astralleib und Ich nicht tief genug in Ätherleib und physischen Leib ein. Sie trennen sich leicht aus ihnen heraus. In der klassischen depressiven Schlafstörung kommt es zunächst zu einem leichten Einschlafen. Dadurch, dass der Ätherleib und der physische Leib gewissermaßen von den oberen Wesensgliedern allein gelassen werden, kommt der Ätherleib zunehmend unter den Einfluss des Physischen, verfällt der Schwere, was vom Depressiven morgens beim Eintauchen in seine Leiblichkeit unmittelbar als Morgentief erlebt wird. Vergleicht man die Leiblichkeit, in die die oberen Wesensglieder morgens untertauchen sollen, mit einem Gewässer, so ist dieses Gewässer beim Depressiven kein perlender Gebirgsbach im April, sondern eher ein stehendes Gewässer am Rande eines Industriegebietes. Der Mensch wacht auf, wenn er sich im REM-Schlaf wellenweise seinem zu schwer und fest gewordenen Ätherleib und physischen Leib nähert, dem die durchluftenden und schwereüberwindenden Kräfte von Astralleib und Ich fehlen. Er schwimmt morgens wie in Honig. Ist er lange genug im Honig geschwommen, hat er ihn bis zum Abend hin flüssig geschlagen, fühlt er sich etwas wohler – die typische Stimmungsaufhellung gegen Abend beim depressiven Menschen. Hierin liegt auch die Wirksamkeit vom Schlafentzug, bei dem man die Verweildauer im Honigtopf verlängert und den Stoffwechsel anregt. Häufig ist das Morgentief für den Tag des Schlafentzuges verschwunden oder zumindest deutlich verbessert.

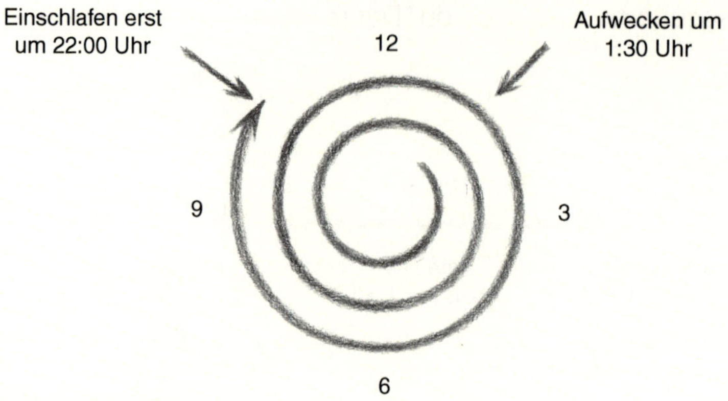

Aufwecken um 1:30 Uhr. Die «Verweildauer» von Ich und Astralleib in Ätherleib und phys. Leib wird verlängert, die oberen Wesensglieder dringen tiefer in die unteren ein.

Kann der Mensch das fremde Luftwesen, die fremde Astralität nicht überwinden, sondern dringt es ohne Filter des Ichs in ihn ein, kommt er zu einem Innenerleben, einem Erinnerungserleben, das sich ausnimmt wie eine Sinneswahrnehmung. Dies soll im Kapitel über Traumafolgestörungen aus anthroposophischer Sicht noch näher betrachtet werden. In dem Nicht-Überwinden fremder Astralität entstehen leibliche Bezirke, die nicht ausreichend belebt sind. Sie nehmen sich aus wie physische Ablagerungen. Man wird innerlich gewissermaßen zum Stein, indem man Bereiche hat, in denen das ätherische Prinzip nicht durchgehend etabliert werden kann. An diesen Zonen stößt der Trauma-Patient an und kommt wie an einem äußeren physischen Gegenstand nicht zu einer normalen Erinnerung, sondern zu einer Art Sinneswahrnehmung im Inneren.

Es treten im Intrusionserleben Erlebnisse so vor die Seele, als würden sie gerade jetzt geschehen. Der physische Aspekt des nicht genügend Belebten kann daran erkannt werden, dass die intrusiven Erlebnisse nicht mit der Entwicklung mitwachsen. Sie integrieren sich nicht in das übrige Ätherische des Menschen. Es sind durch das Hereinbrechen fremder Astralität sozusagen tote Zonen im Menschen entstanden.

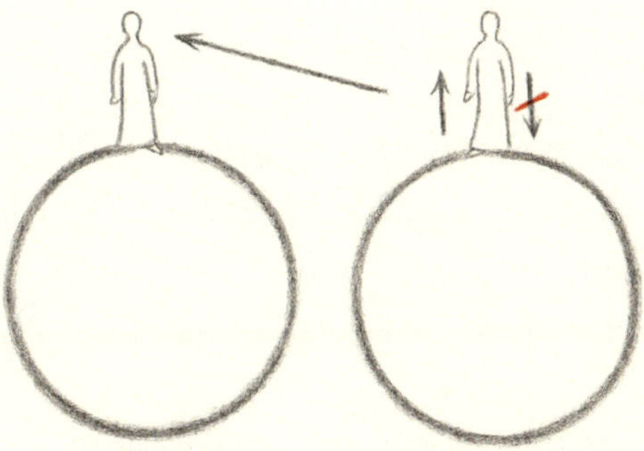

Wird fremdes «Luftwesen» nicht überwunden, wird man partiell innerlich zum Stein, erhält Zonen im Ätherleib, die nicht mitwachsen. Im Traumaerinnern kommen sie mit der Qualität von Sinneswahrnehmungen zu Bewusstsein.

Die therapeutische Aufgabe besteht darin, den ätherischen Leib wieder einheitlich zu gestalten, Elemente intrusiven Erinnerungslebens durch Ich-Aktivität zu integrieren und sie damit sich verweben zu lassen mit dem gesamten Erinnerungsleib (Ätherleib). Es liegen erste Erfahrungen vor, dass die Anregung von Fieber durch Mistelbehandlung bei Trauma-Patienten in diesem Sinne wirksam ist, da hierdurch das einheitliche ätherische Prinzip herausgefordert wird.[23]

Möglicherweise hat das Eindringen «fremder Wärme» beim Menschen zur Folge, dass er seine physische Leiblichkeit nicht aufrechterhalten kann. Er bildet eine Leiblichkeit aus, die nicht auf seine eigenen Gestaltungsgesetze hört. Die Leiblichkeit stellt gewissermaßen ihre «Ohren» auf gegenüber der physischen Umwelt und lässt sich durch sie gestalten, ohne auf den Gesang der eigenen Organe hören zu können. Es bildet sich ein Sinnesorgan am falschen Ort – Krebs entsteht, der physische Leib zerfällt, zersplittert.

Es ergibt sich aus dem Ausgeführten folgende Übersicht:

---

23 Rath, S. v., Der Merkurstab 2020, Heft 3, S. 159–167.

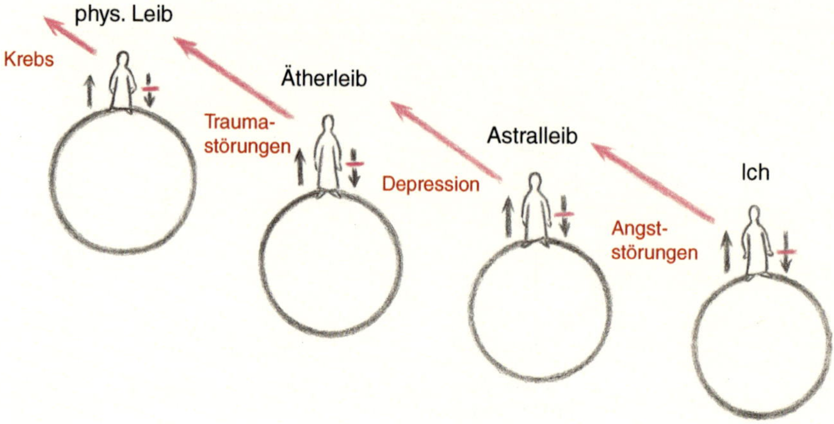

Diese Betrachtungen mögen auf den ersten Blick weit hergeholt erscheinen. Sie haben jedoch therapeutische Konsequenzen. Es ergibt sich ein Verständnis für eine Art typischer Wesensgliederkonfiguration bei den angegebenen psychischen Störungen, was wiederum Auswirkungen auf die Therapie hat. Man kann die Ich-Organisation herausfordern mit mineralischer Substanz, den Astralleib erreicht man mit pflanzlichen Heilmitteln. Die ätherischen Kräfte eines Organbereiches kann man gezielt durch tierische Organpräparate ansprechen. Die Therapie sieht jedoch nicht so schematisch aus, wie vielleicht das Schaubild nahelegen könnte. Behandelt man zum Beispiel eine melancholisch gefärbte Depression mit Hepatodoron, Hepar/Magnesium D4 sowie Schafgarben-Leberwickeln, spricht man mit der Wärme des Wickels den physischen Leib an, der geneigter wird, die Ich-Organisation aufzunehmen, mit dem Hepatodoron (Walderdbeere und Weinblätter) den Astralleib, mit dem Hepar (Rinderleber) den Ätherleib im Leberbereich und mit dem Magnesium die Ich-Organisation. Der ideelle Zusammenhang des Schaubildes hilft zu verstehen, wo man sich befindet.

Extrem hilfreich war für mich der oben schon angedeutete Zusammenhang von Traumafolgestörung und der Kontinuität des Ätherischen beim Patienten. Es muss versucht werden, den Erinnerungsleib einheitlich, d.h. im Sinne der Ich-Organisation zu gestalten. Wir kommen später darauf zurück.

In unserer Betrachtung bis zu dieser Stelle haben wir nur behandelt, was geschieht, wenn der Mensch nicht die *gewordene Außenwelt* überwinden kann, sondern die Außenwelt ihn überwindet. Wollen wir in unserer Darstellung fortfahren und die Psychose als fehlgeleitete innere geistige Entwicklung verstehen, müssen wir die *Zukunft* des Menschen mit einbeziehen und seine noch nicht erreichten Entwicklungsstufen. Folgende Ausführungen müssen im besonderen Maße als *vorläufige* Diskussionsbeiträge gelten. Sie lassen sich nicht auf direkte Äußerungen Steiners zu Psychosen zurückführen, sondern haben sich dem Autor aus der Gesamtschau von Textstellen zur Psychose sowie der Auseinandersetzung mit den Texten der Hochschule für Geisteswissenschaft, insbesondere der 6. Klassenstunde ergeben.[24]

Die Entwicklung hin zu zukünftigen planetarischen Stufen

Während wir uns in der vorangegangenen Betrachtung der Auseinandersetzung mit der *gewordenen Welt* auf der ahrimanischen Seite befanden und der Verführung Ahrimans zu verfallen drohten, von der gewordenen Welt überwunden zu werden, betreten wir nun Luzifers Reich, der den Menschen aus dem Zusammenhang mit der gewordenen Umgebung herauslösen möchte.[25] Luzifer versucht nach der Schilderung Rudolf Steiners uns zu früh und damit unvorbereitet zu geistiger Entwicklung kommen zu lassen.

Rudolf Steiner schildert im 7. Vortrag GA 205, wie es im Bereich des spiegelnden Bewusstseins Ahriman ist, der uns verführt, während die Verführung im Willensbereich, wo das Ätherische eben nicht frei, sondern organgebunden ist, die des Luzifers ist. Wir kommen in den Bereich der Psychosen. Es ist der Bereich, den der Mensch in seinem Bewusstsein erst in der Zukunft wird durchdringen können, indem er lernen wird, diejenigen Ätherkräfte zu handhaben, die bislang leibgebunden sind. Aus dieser Betrachtungsweise wird deutlich, wie hoch die Anforderungen an eine Psychotherapie der Psychosen sind (Abb. S. 92).

Hatten wir es im Bereich des spiegelnden Bewusstseins mit Erkrankungen zu tun, bei denen der Mensch selbst zuerst an seinem Bewusstseinsinhalt leidet, ist es bei Erkrankungen, von denen jetzt die Rede ist, so, dass es meistens zunächst die Umgebung bemerkt, dass etwas nicht in Ordnung ist. Erste Stufen der luziferischen Verführung zeigen sich im Sozialen.

---

24 Steiner, R., *Esoterische Unterweisungen für die erste Klasse der Freien Hochschule für Geisteswissenschaft am Goetheanum,* GA 270, 3. Auflage, Dornach 2008.

25 Steiner, R., *Allgemeine Menschenkunde*, GA 293, 9. Auflage, Dornach 1992.

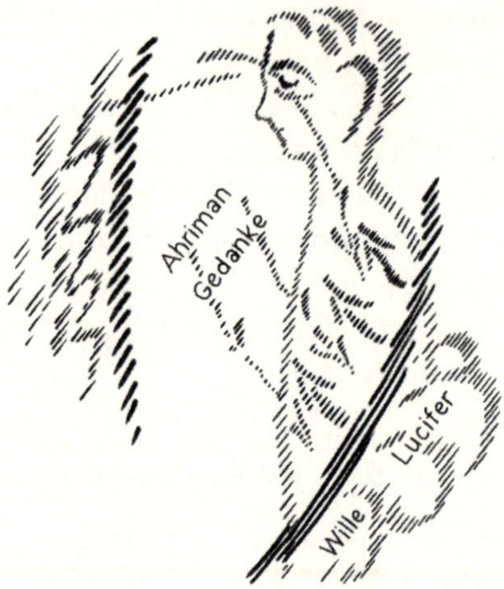

Imagination und Wahn

In der ersten Stufe auf diesem Feld ist es die Aufgabe des Menschen, sein Denken zu öffnen gegenüber der Lebendigkeit seiner geistigen Bildekräfte. Wenn er sich nicht mehr nur auf den festen Untergrund der Erde stellt, sondern von diesem festen Untergrund Schritte geht, um die eigene Lebendigkeit zu durchdringen, kommt er bewusstseinsmäßig gewissermaßen auf die folgende planetarische Entwicklungsstufe der Erde, des Jupiters. Dessen Konsistenz ist nach den Schilderungen R. Steiners nicht mehr mineralisch, sondern pflanzlich.[26] Die innere Verdichtung der Leiblichkeit kann der Mensch auf und an der Erde lernen. Den nächsten Schritt macht er in der Auseinandersetzung mit den Bildekräften der eigenen Leiblichkeit und befreit sich damit wieder ein Stück weit von der Verfestigungstendenz der irdischen Substanz.

Es wird das Geistselbst errungen.

Wenn es jetzt gemäß der oberen Darstellung dazu kommt, dass sich in der Psychose Ätherisches nicht entlang physischer Struktur halten kann und der Mensch nicht genügend wärmegeführte Willenskräfte hat, mit frei werdenden Bildekräften umzugehen, kommt es, wie oben dargestellt, zu psychotischem Erleben.

Das psychische Erleben ist aber gemäß der Dreigliederung in Denken, Fühlen und Wollen gegliedert.

---

26 Steiner, R., *Die Theosophie des Rosenkreuzes*, GA 99, 7. Auflage, Dornach 1985.

Die erste Stufe der höheren Erkenntnis, wie R. Steiner sie schildert, die Imagination, bedient sich des ins Bild führenden Lichtäthers.[27] Nachvollziehendes Denken bildet den in die äußere Erscheinung der Dinge führenden Lichtäther nach und führt zu Vorstellungen.

In der Imagination wird diese Ätherart frei gehandhabt ohne Anlehnung an die Gegenstandswelt. Kann das Ich, das auf der Erde steht, die Lichtkräfte des Denkens nicht führen, entstehen Wahngedanken.

In der freien Handhabung des Lichtäthers wird die Stufe der Imagination erreicht. Wird der Mensch vom Lichtäther überwältigt, kommt es zum Wahn.

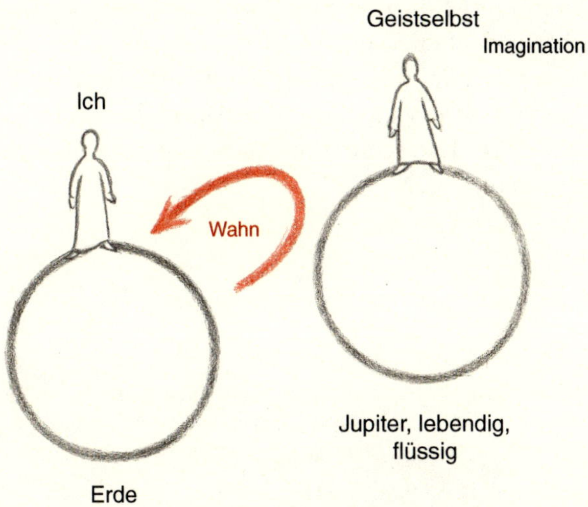

Die nächste in uns angelegte planetarische Stufe des Jupiters wird vorzeitig frei, spiegelbildende Kräfte, leibbildende Kräfte treten ins Bewusstsein. Im Wahn dreht sich, wie oben gezeigt, die Intentionalität im Erleben um. Es ist, wie wenn sich alles um den Kranken herum auf ihn bezieht. Die Kräfte des Denkens bekommen gewissermaßen Beine und fangen selbst an zu laufen, ohne dass es dem Kranken bewusst ist. Nicht *er* denkt, sondern *es denkt ihn*, Punkt wird zu Umkreis. Bezogen auf die nicht handhabbaren Lichtätherkräfte bedeutet dies: Wahn.

27 Steiner, R., *Esoterische Unterweisungen für die erste Klasse der Freien Hochschule für Geisteswissenschaft am Goetheanum,* GA 270, 3. Auflage, Dornach 2008.

Inspiration und Halluzination

Wenn die gestaltbildenden Kräfte des Fühlens frei werden, ohne vom Ich aus geführt zu werden, wird die Stufe der Inspiration nicht gesund erreicht. Hier geht es nicht um ätherische Kräfte, die ins Bild führen, hier geht es um einen Bereich, der als Metamorphose des Fühlens gestaltbildend *hinter* dem Bildhaften der Imagination steht. Es ist der Klangäther, der diesen Weltbereich ins Räumlich-Zeitliche führt. Wenn von dieser gestaltbildenden Kraft etwas ins Bewusstsein gerät, ohne gehalten oder integriert werden zu können, entstehen Halluzinationen, bei Psychotikern meist akustische. Man hat es mit sehr hohen, weisheitsvollen Kräften zu tun, bei denen man sofort merkt, dass man sich den Inhalt, zu dem sie führen, nicht ausdenken kann.

Wenn Patienten zum Teil fünf oder zehn Stimmen gleichzeitig hören, denen sie jeweils unterschiedlich ihre Aufmerksamkeit zuwenden können, wird sichtbar, dass Kräfte am Werk sind, die über das Verstandesmäßige weit hinausgehen.

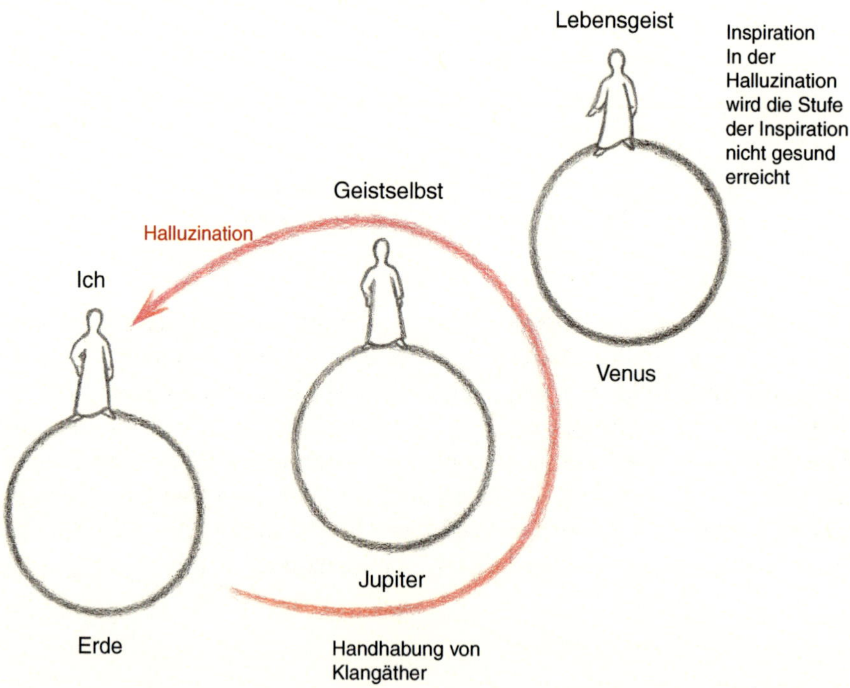

Von den Halluzinationen werden Psychosekranke unmittelbar innerlich ergriffen.

Auch hier besteht kein Bedürfnis und keine Möglichkeit, dieses Erlebnis in Frage zu stellen. Es stellt eine weitere Stufe des inneren Gestaltverlustes in der Psychose dar. Die Entwicklungsstufe der Inspiration, die in vollem Umfang erst auf der planetarischen Stufe der Venus erreicht wird,[28] wird auf nicht gesunde Weise und ohne die dazu notwendige Ich-Aktivität erreicht. Es ist, wie wenn die gestaltbildenden Kräfte, die dem Fühlen zugrunde liegen, von sich aus aktiv werden und dem Kranken ein Erlebnis bereiten, bei dem nicht *er* fühlt, sondern *es ihn fühlt.*

Intuition und Manie

Kommt es zu einem krankhaften, ungeordneten Öffnen gegenüber den Kräften des Willens, gegenüber den Kräften des Ins-Leben-Kommens, haben wir es mit sehr starken Wirksamkeiten zu tun. Es sind gewissermaßen kleine Atombomben mit enormer Sprengkraft, wenn in der Erkrankung im Menschen Willenskräfte mit Organbildetendenzen durch ihre Organisation frei werden. Wir haben es mit der Manie zu tun, die gemäß der obigen Darstellung wahrscheinlich gemeint war, als R. Steiner von der Tobsucht sprach. Die Ätherart, die diese Willenskräfte in die Leiblichkeit vermittelt, ist der Lebensäther.[29] In der Manie wird also Lebensäther aus dem Willensbereich der Organe frei, daher haben wir es hier mit so unbändigen Gewalten zu tun. Der Kranke wird gewissermaßen von der Welle des Welten-Wollens erfasst und weggespült, er kann seinen Willen nicht mehr von innen steuern. Es drängt ihn zu Taten, vor denen er, wenn die Manie vorbei ist, meist fassungslos steht. Nicht er will – *es will ihn.*

Die Stufe der Intuition, auf der der heute sich im Schlafbewusstsein vollziehende Wille voll bewusst gehandhabt werden kann, wird nach R. Steiner erst auf der sehr fernen planetarischen Stufe des Vulkans erreicht werden.

Es ergibt sich folgendes Übersichtsschema von Erkrankungsmöglichkeiten durch das Nicht-Überwinden bzw. die fehlende Integration von Weltbereichen.

---

28 Steiner, R., *Geistige und soziale Wandlungen in der Menschheitsentwicklung*, GA 196, 2. Auflage, Dornach 1992.

29 Steiner, R., *Das esoterische Christentum*, GA 130, 4. Auflage, Dornach 1994.

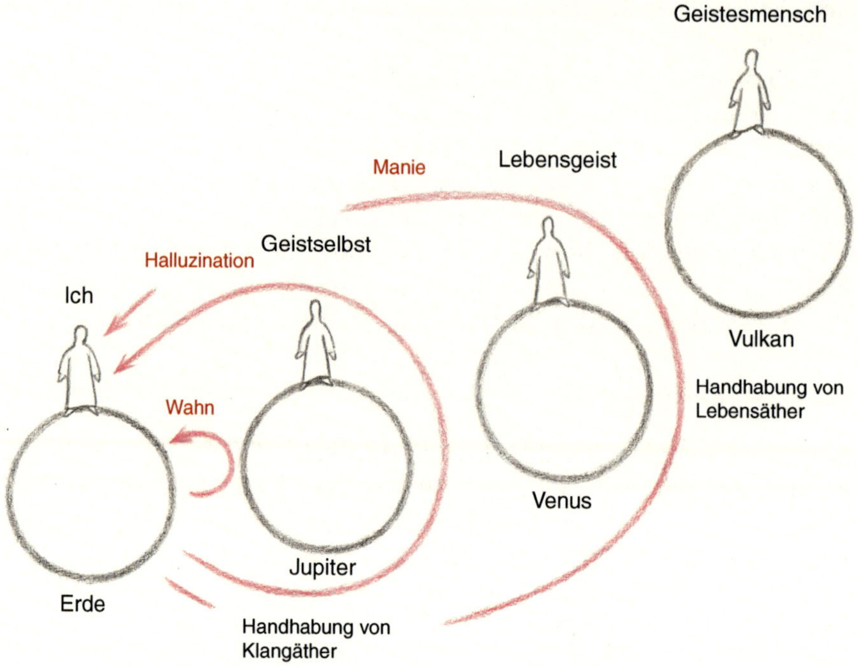

Der Astralleib zählt den Ätherleib[30]

Wenn nach den therapeutischen Konsequenzen dieser Darstellung gefragt wird, steht man mitten in dem Problem der Psychosebehandlung, zu dem die anthroposophische Medizin bisher leider keine wegweisende Antwort gefunden hat. Es kann vermutet werden, dass man wahrscheinlich nicht nur nach einer Behandlung mit «gewordenen» Substanzen wie bei den zuvor dargestellten Störungen suchen sollte. Der «Boden», auf den sich der Patient stellen müsste, um den inneren Erlebnissen gerecht zu werden, ist beim psychosekranken Menschen noch nicht da. Und er ist menschheitlich entwicklungsmäßig noch nicht da. Man wird nach pharmazeutischen Prozessen suchen müssen, die den entglittenen leiblichen Prozessen im Patienten einen Boden geben können, auf den er sich stellen kann. Wir haben im Patienten eine Wesensgliederkonfiguration, in der er sich von der festen Grundlage, der «Erde seiner Leiblichkeit», gelöst

30 Steiner, R., *Perspektiven der Menschheitsentwicklung*, GA 204, 1. Auflage, Dornach 1979.

hat. Bildekräfte, astralische Formkräfte und Kräfte, die der willentlichen Region einer späteren Ichsphäre angehören, treten ins Bewusstsein. Die Ätherarten, die Träger dieser Kräfte sind, sind Lichtäther, chemischer Äther und Lebensäther. Es gilt, frei werdendes Ätherisches therapeutisch wiedereinzubinden in die physische Organisation.

Weltenentwicklung und Menschenentwicklung musikalisch erlebt

Man kann die Stufen dieser menschlichen Entwicklung auf den planetarischen Stufen auch klanglich betrachten in den Intervallen von der Prim bis zur Oktav.[31] Das musikalische Empfinden kann als künstlerisches Erlebnis die zuvor geschilderten Zusammenhänge von menschlicher Entwicklung vertiefen.

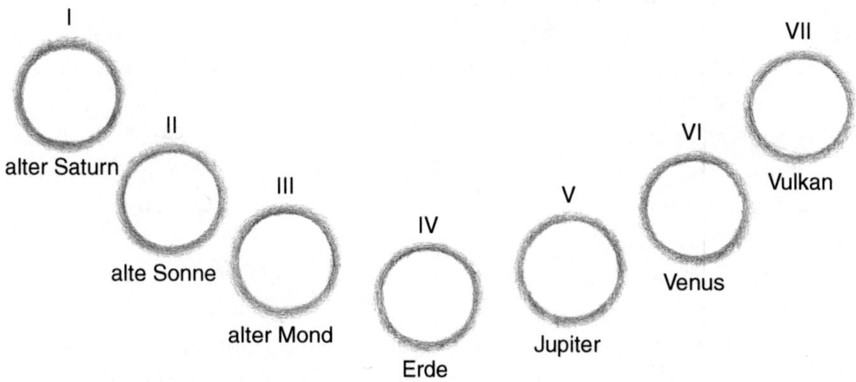

Auf dem Saturn betritt der Mensch in dem Wärmeäther als Prim mit der gesamten Potentialität der zukünftigen Entwicklung das planetarische Dasein. Alles ist in der Prim enthalten.

In der Sekund, auf der alten Sonne, entsteht ein Spannungszustand, der Physisches in die Ordnung eines neu entstandenen Ätherleibes stellt. Der Lichtäther tritt hinzu.

Auf dem alten Mond entsteht der Astralleib des Menschen, der Klangäther kommt hinzu, der Astralleib kann auf dessen Wegen seine Gesetzmäßigkeiten in die Leiblichkeit bringen. Das eigene Leibliche kann füh-

31 Husemann, A. J., *Der hörende Mensch und die Wirklichkeit der Musik*, Verlag Freies Geistesleben, 1. Auflage, Stuttgart 2010.

lend erlebt werden. Es entsteht die Möglichkeit des Innenerlebens – die Terz.

Als Quarterlebnis kann das Betrachten der Erde empfunden werden. Das Ich des Menschen ist hinzugekommen. Es betritt die Erde auf festem Grund. Als neue Ätherart kommt der Lebensäther hinzu und will vom Menschen ergriffen werden.[32]

Auf den weiteren Stufen der Entwicklung löst sich der Mensch von dem festen mineralischen Untergrund wieder ab und wendet sich in seinem Bewusstsein mehr kosmischen Gesetzmäßigkeiten zu. Dieses Sich-Öffnen gegenüber oben drückt sich einerseits in dem alles Offenlassenden des klanglichen Quinterlebnisses aus, es wird unterstrichen durch die eurythmische Geste der von der Quart zur Quint sich nach oben wendenden Handflächen.

In dem klanglichen Erleben des Quintintervalls drückt sich die Offenheit gegenüber kosmischen Bildekräften aus. Ungeheure Weite ohne innere Spannung. Als Innenerlebnis entspricht die Quint der Stufe der Imagination.

Im Sexterlebnis tritt eine Verwandlung der Terz auf ohne jedoch das Empfinden des In-der-eigenen-Leiblichkeit-Seins. Das Wiederfinden des emotionalen Angesprochenseins in der Sext erscheint wie eine Art Läuterung des Terzerlebens und drückt Gefühlssphären aus, die formend in die bildgestaltende Imagination einfließen. Insofern ist das Sexterlebnis Ausdruck für die Inspiration.

Im Septimerlebnis haben wir einen hohen Spannungszustand erreicht. Alles drängt hin zur Oktav, in der sich das Wesen wiederfindet als verwandelte Prim. Diesen Spannungszustand innerlich führen und halten zu können, bedeutet, diejenigen Willenskräfte, die auf der Erde in die leibliche Erscheinung führen, verantwortlich und bewusst handhaben zu können. Dies bedeutet aber die Erkenntnisstufe der Intuition.[33]

Nehmen wir das Klangerlebnis der Intervalle bis zur Oktave als Orientierung und treten so an Patienten heran, lassen sich interessante Entdeckungen machen.

Als Erstes fällt insbesondere bei chronifizierten Psychotikern auf, dass sich kein inneres Tonerleben ihnen gegenüber einstellt. Sie «klingen»

---

32 Steiner, R., *Perspektiven der Menschheitsentwicklung*, GA 204, 1. Auflage, Dornach 1979.

33 Steiner, R., *Das Wesen des Musikalischen und das Tonerlebnis im Menschen*, GA 283, 4. Auflage, Dornach 1989.

nicht. Es stellt sich eher das innere Erlebnis ein, als laufe Wasser aus einem Becken heraus. Man möchte mit einem Stöpsel das Ausfließen verhindern. Das Gefäß der Leiblichkeit klingt nicht, Ätherisches tritt aus, für mein Empfinden besonders über die Hände. Man möchte am liebsten kleine Kupferkappen auf jeden Finger setzen, um das Ausfließen zu verhindern. Das fehlende Klangerlebnis zeigt sich auch daran, dass es keinen harmonischen Zusammenklang von Gesicht und Händen gibt. Wechselt der aufmerksame Blick von dem Gesicht zu den Händen eines chronifizierten Psychotikers und wieder zurück, ergibt sich kein harmonischer Zusammenklang wie bei gesunden Menschen.

Dieses innere klangliche Erlebnis scheint mir denselben Sachverhalt auszudrücken wie die imaginative Wandtafelzeichnung im 5. Vortrag GA 205. Wenn das innere Erlebnis, das sich beim Betrachten der Wandtafelzeichnung einstellt, über den psychotischen Patienten «darübergelegt» wird, entsteht der Eindruck, der Patient «läuft aus».

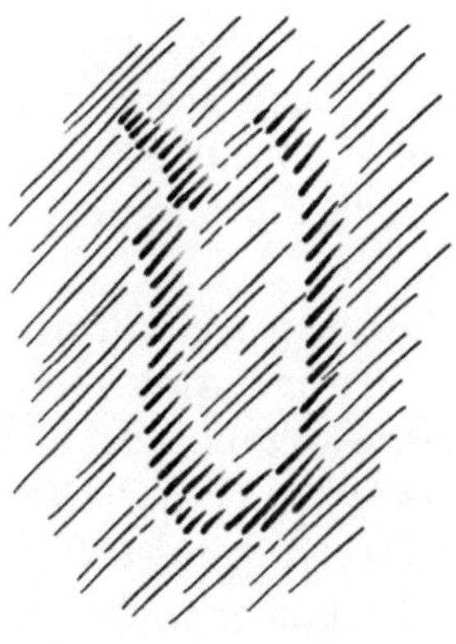

Die deutsche Sprache hat für den Psychosekranken die häufig etwas despektierlich gebrauchten, jedoch sprechenden Worte: «Er ist nicht dicht, er hat einen Sprung in der Schüssel.» Dieser Ausdruck, der vielleicht zunächst trivial erscheint, trägt eine gewisse Weisheit in sich, er bedeutet nämlich, wenn wir ihn ernst nehmen, letztlich nichts anderes, als dass wir imstande sind zu hören, wenn ein einheitliches Bildeprinzip unterbrochen ist, so wie wir mit unseren Ohren hören, wenn z.B. eine Schüssel einen Sprung hat. Das Gefäß klingt dann nicht. Unter Umständen läuft sogar Flüssigkeit aus ihm heraus. Eine Glocke klingt dann, wenn sie aus einem Guss ist, d.h. wenn sie aus einem einheitlichen Flüssigkeitsstrom heraus geschaffen ist. Ein Stück weit hört man diesen Aspekt schon in der Herzauskultation. Es gibt Herztöne und Herzgeräusche. Herzgeräusche ergeben sich immer an den Strukturen, die aus dem einheitlichen Ätherischen herausgefallen sind. Während Herztöne klingen, tritt in den Geräuschen eben nichts Klingendes auf, sondern etwas, bei dem man merkt, dass eine unbelebte oder zu wenig belebte Struktur für die Wahrnehmung verantwortlich ist.

Therapeutisch ergibt sich die sehr schwere Aufgabe, diese Diskontinuität wiederherzustellen. Dieses Nichtklingen des Psychotikers ist jedoch nur ein erster Schritt auf dem Weg, das leibliche Gefüge musikalisch abzutasten.

Es kann noch weitergegangen werden. Man kann sich gegenüber dem Patienten die Frage stellen, welche Zahl im Sinne des chemischen Äthers oder welches Intervall der Mensch innerlich in der Lage ist zu umfassen. Bleibt er bei der 4 bzw. der Quart und kommt nicht zur 5 oder der Quint? Hängt er auf der 2, der Sekund, und erreicht nicht die 3, die Terz? Umfasst sein geistig-leibliches Vermögen gar die 5 oder die 6?

Menschen, die als Sekunderlebnis erscheinen, können mit Licht noch umgehen, allerdings oft nur in einem Schwarz-Weiß-Erleben mit harten Schatten. Die Stufe der Terz, die Integration von Klangäther, beherrschen sie nur unzureichend.

Chronifizierte Anorexie-Patienten erscheinen musikalisch oft in der Sekund, jedoch auch Patienten mit schweren Persönlichkeitsstörungen. Gemeinsam ist ihnen, dass sie sich im gedanklich-intellektuellen Bereich halten, während Gefühlserlebnisse sie in die Krise bringen können.

Bei nicht chronifizierten Psychotikern stellt sich oft ein Septimerlebnis ein, einem starken inneren Spannungserleben entsprechend.

Diese musikalische Herangehensweise an den Menschen steckt noch ganz in den Anfängen, scheint jedoch einige Möglichkeiten zu eröffnen, Seelisches und Leibliches künstlerisch abbilden zu können.

Therapeutische Perspektiven

Die konventionelle Therapie von psychotischen Störungen stützt sich oft viel zu stark auf Psychopharmakotherapie und schöpft psychosoziale Behandlungsmöglichkeiten nicht aus. Aus der obigen Darstellung wurde sichtbar, wie wichtig es ist, den Umkreis von Psychosekranken in die Therapie mit einzubeziehen. Psychosekranken ein Leben mit weniger starken Dosen von Neuroleptika zu ermöglichen, wäre ein gesundheitspolitisch wünschenswertes Ziel. Es ist erwiesen, dass Neuroleptika, auch die der neueren Generation, Psychosen nicht heilen. Die Psychiatrie vor Einführung der Psychopharmaka muss jedoch schrecklich gewesen sein. Es sollte auch mit einer Dankbarkeit auf die zur Verfügung stehenden Medikamente geschaut werden.

An dieser Stelle geht es darum, Therapieperspektiven aufzuzeigen, die sich aus der anthroposophischen Sicht zunächst wahrscheinlich nur *zusätzlich* zur Neuroleptikabehandlung ergeben.

Wir haben es bei den Psychosen mit Erkrankungen zu tun, bei denen die Ich-Organisation nicht tief genug in das Ätherisch-Physische eingreifen kann. Ätherisches bekommt damit nicht eine klare Leitstruktur in das Physische durch die Ich-Organisation. Die leibliche Organisation, wahrscheinlich innerhalb bestimmter Organe, zeigt damit eine Tendenz auf wie das Nerven-Sinnes-System, d. h., Ätherisches löst sich zu leicht aus der physischen Gebundenheit. Das bringt eine leichte zur Sklerose neigende Tendenz mit sich. Das «entzündliche» Gepräge der psychischen Symptomatik innerhalb der akuten Psychose darf darüber nicht hinwegtäuschen. Oft gelingt es dem Organismus nicht, im Verlauf der akuten Psychose, die Integrität des Leibes durch die Ich-Organisation wieder zu erlangen. Es kommt dann zur Residualsymptomatik. Ziel ist es, Diskontinuitäten des physischen und ätherischen Leibes wiederherzustellen, an deren «Frakturlinien» ätherische Substanz frei wird und ins Bewusstsein tritt. In der Behandlung müsste es darum gehen, die Ich-Organisation tiefer in die Leiblichkeit hineinzuführen. Schon in den 30er Jahren des 20. Jahrhunderts hat man mit Fiebertherapie einige Erfolge gehabt. Heutige Hyperthermiegeräte bieten hier neue Möglichkeiten. Eine Patientin mit beginnender Schizophrenie und psychotischer Ambivalenz, die aus ihrem Wahn heraus keine Flüssigkeit trinken konnte, erhielt Flüssigkeit und Glucose über einen peripheren Venenzugang. Als dieser sich entzündete und sie Fieber bekam, war die Sperrung fast weg. Eine Unterhaltung war wieder möglich. Als das Fieber vorüber war, konnte man mit der Patientin wieder kaum sprechen.

Die oberen Wesensglieder sollten tiefer in die unteren «hineinatmen». Therapeutisch sind hier Formica rufa, Vespa crabro und Apis mellifica einzusetzen, aber auch Carbopräparate, um physischen und Ätherleib durchlässiger für Astralleib und Ich-Organisation zu machen. Es gibt auch einige Erfahrungen mit Mistelinjektionen, die nachhaltig über eine lange Zeit zu gestalten wären. Generell macht Sulfur den physischen Leib durchlässiger für die oberen Wesensglieder.[34] Nach mündlicher Mitteilung Dr. Rißmanns müsse man mit der Gabe von Schwefel bei Psychosekranken sehr vorsichtig sein, um nicht zu einer Verschlechterung der produktiv-psychotischen Symptomatik beizutragen. Aus meiner Sicht wird man jedoch um eine auflösende Geste der Entzündung vorübergehend nicht herumkommen, wenn Bezirke, an denen sich das seelische Erleben bricht, durch die Ich-Organisation neu strukturiert werden sollen. Leider bietet das Krankenkassensystem wenig Möglichkeiten zu Behandlungsversuchen. Alles ist auf eine schnelle Symptomreduktion angelegt. Wir brauchen «Experimentierräume», in denen wir Patienten auch unkonventionell behandeln können, sofern es ethisch vertretbar ist.

Der Psychotiker mit Knochenbruch hat weniger wahnhafte und halluzinatorische Symptomatik. Wenn der Knochen verheilt ist, ist alles wieder da. Aus diesem Prinzip muss man eine Therapie machen. Natürlich nicht mit Frakturen, aber mit körperlicher Arbeit, bei der sich auch Knochen aufbaut. Der Knochen ist ja ein sehr sensibles Organsystem, das bei Minderbelastung sofort mit Abbau reagiert. In der Vormedikamentenära hatte man in den großen Psychiatrien immer auch eine Landwirtschaft. Die erfahrenen Pfleger, von denen ich lernen durfte, haben mir noch erzählt, wie sie wesentlich weniger Neuroleptikadosen brauchten, als die Patienten noch aufs Feld gingen.

Es muss eine geschützte Atmosphäre aus dem Umkreis aufgebaut werden, die quasi Wachstumsbedingungen schafft wie beim Kind. Gesten der starken intellektuellen Herausforderung sind in der Regel nicht förderlich. Es darf keine Reizüberflutung geben. Dass Drogenkonsum kontraproduktiv ist, ist allgemein bekannt. Hier wird die psychotische Grundgeste des Herauslösens von Bildekräften aus dem Physischen noch verstärkt. Auch Fastenkuren wirken zum Teil als Auslöser für Psychosen, weil hier ein exkarnierender Aspekt betont wird. Jeder Mensch hat

---

34 Steiner, R., *Landwirtschaftlicher Kurs*, GA 327, 8. Auflage, Dornach 1999.

eine Art eigenes «Kampfgewicht». Wenn er dieses unterschreitet, wird er seelisch verletzlicher. Er müsste im Untergewicht äußere Einflüsse ganz von seinem Ich aus verarbeiten, kann Erlebnisse nicht gewissermaßen «in seine Fettbildung» schicken. Eine moderate Fettbildung gibt also eine gewisse Stabilität. Das ist in der Psychosebehandlung zu beachten.

Wenn man alle Aspekte, auch die konkreten Organbezüge, die sich aus den obigen Darstellungen ergeben, zusammennimmt, bin ich mir sicher, dass man die Neuroleptikatherapie deutlich reduzieren könnte. Gerade, was die episodisch auftretenden Psychosen angeht, könnte man, ähnlich wie in der Epilepsiebehandlung, zu einer Dosisreduktion kommen, denn es gibt zum Teil lange Zeiten, in denen der Patient nicht psychotisch ist. Wenn es gelingt, individuelle Auslöser für Rückfälle auszumachen, und dem Patienten konkrete Unterstützung gibt, diese zu vermeiden, sollte einiges möglich sein.

In den letzten Jahrzehnten ist, gerade was den Organbezug innerhalb des psychotischen Geschehens angeht, von der anthroposophischen Psychiatrie viel versucht und geleistet worden, insbesondere mit Metalltherapie und äußeren Anwendungen. Aus meiner Sicht ist der Wärmeaspekt zu wenig berücksichtigt worden, was Gegenstand zukünftiger Forschung sein müsste.

Wichtig ist aus meiner Sicht, dass man sich in der Therapie nicht beschränkt auf die Gabe einer einzigen oder mehrerer Substanzen, sondern, dass die gesamte Krankheitsgestik psychotischer Erkrankungen verstanden und in der Behandlung berücksichtigt wird. Es geht darum, die vorgeburtlich veranlagten Organbildetendenzen in den physischen Leib hinein atmend zu vermitteln. Selbstverständlich wird man hierbei auch auf die Gestaltung des Poles der Gewebeflüssigkeiten schauen müssen, insofern er imstande ist, die Atmung der Organe anzuregen.

Psychotherapeutisch geht es darum, Begegnungen so zu gestalten, dass nicht noch mehr Erlebnisse ins Bewusstsein kommen, als verarbeitet und integriert werden können. Gerade das Nicht-bewusst-Werden von Bezirken, die bis ins Nachtodliche schlafen sollen bzw. nur einer Geistesschulung im Sinne von Imagination, Inspiration und Intuition zugänglich sein sollten, stellt eine hohe moralische Anforderung an den Psychotherapeuten dar. Die Psychotherapie von Psychose-Erkrankten kommt im Alltag in oft unerträglicher Weise zu kurz gegenüber der medikamentösen Behandlung.

An dem Beispiel der Psychose konnte der Weg der gestörten Spiegelbildung durch entwicklungsbedingte Beeinträchtigung der Leibbildung dargestellt werden.

Im folgenden Kapitel wird der zweite Weg in eine psychische Erkrankung beschrieben, die direkte Schädigung des Spiegels in der Traumafolgestörung.

Erinnerungen und Gedächtnis am Beispiel posttraumatischer Belastungsstörungen

Bei den traumatischen Störungen ist man sofort konfrontiert mit dem Erinnern und Vergessen. Je nachdem, wie Erlebnisse an uns herantreten, und vor allem, wie wir in der Lage sind, sie zu verarbeiten, können wir von ungestörter oder gestörter Erinnerungsbildung sprechen. Einen besonderen Fall gestörter Erinnerungsbildung stellt die posttraumatische Belastungsstörung dar.

Hier stellt sich die charakteristische Erinnerungsweise erst nach einer gewissen Zeit nach dem traumatischen Ereignis ein, ist dann aber in seiner Art typisch und kann uns innerhalb der Gruppe der traumatischen Störungen besonders lehrreich sein.

Typisch für eine traumatische Situation ist, dass die Verarbeitung des traumatischen Erlebnisses Anforderungen an das Opfer stellt, welche ihm in diesem Moment nicht zur Verfügung stehen. Darin besteht die Überforderung in der Situation.

Als Gradmesser für das Auftreten einer Traumafolgestörung wird das Ausmaß der peritraumatischen Dissoziation gesehen,[1] also die Notwendigkeit vom Ich, Astralleib und zum Teil auch Ätherleib, den physischen Leib zu verlassen, weil das Erlebte nicht aushaltbar ist.

In der Literatur wird ein Traumagedächtnis[2] beschrieben, indem der Unterschied zum gesunden Erinnern deutlich wird. Während sich der Akt des «gesunden» Erinnerns meist bewusst abspielt und Züge des deklarativ-expliziten Gedächtnisses trägt, zeigt sich das Trauma-Erinnern nur eingeschränkt bewusst und gleicht damit dem frühen implizit-prozeduralen Gedächtnis der ersten Lebensjahre. Emotionen, die im normalen Erinnern weniger bewusst auftreten, sind im Trauma-Erinnern stark präsent und werden genauso wie im Trauma selbst erlebt. Trauma-Erinnerungen können leichter ungewollt auftreten als gesundes Erinnern. Details sind im gesunden Erinnern kontextbezogen, im Trauma-Erinnern weniger kontextuell eingebunden oder gar zusammenhangslos.

---

1 Huber, M., *Trauma und die Folgen*, Junfermann Verlag, überarbeitete Auflage, Paderborn 2020.

2 Ermann, M., *Psychosomatische Medizin und Psychotherapie*, Kohlhammer, 5. Auflage, Stuttgart 2007.

Wir haben es bei aller Gegenüberstellung von «gesund und traumatisch» jedoch klinisch offenbar mit einem Kontinuum zu tun, an dessen einem Ende ein sehr bewusster in Art und Ablauf kontrollierbarer Prozess steht, am anderen Ende haben wir ein willkürlich wenig beeinflussbares, unbewusstes Geschehen.

Die Forschungen über traumatische Störungen haben in den letzten Jahren ein Wissen zur Verfügung gestellt, das dieses über Jahrzehnte hinweg vernachlässigte Thema im Vergleich zu anderen Störungen als relativ gut untersucht erscheinen lässt. Es lassen sich auch funktionelle hirnphysiologische Besonderheiten herausstellen, worauf hier aber nicht näher eingegangen werden soll.[3]

Unsere Frage soll sein, ob Anthroposophie auf diesem Gebiet unterschiedlicher Erinnerungsmöglichkeiten hilfreich sein kann für ein tieferes Verständnis des Geschehens.

In der *Geheimwissenschaft im Umriss*[4] schildert Rudolf Steiner, wie zur Erinnerungsbildung eine Ich-Tätigkeit notwendig ist. Solange ein Sinneseindruck andauere, erlebe der Mensch diesen in seinem Astralleib. Sobald etwas entstehe, was dem Wissen von äußerem Wahrgenommenen *Dauer verleihe*, spricht er von der Seele. Am Übergang von äußerem Wahrgenommenen zur Erinnerbarkeit arbeitet das Ich des Menschen. Zunächst wird hier derjenige Teil der Seele beschrieben, der der Außenwelt am meisten zugeneigt ist, die Empfindungsseele.

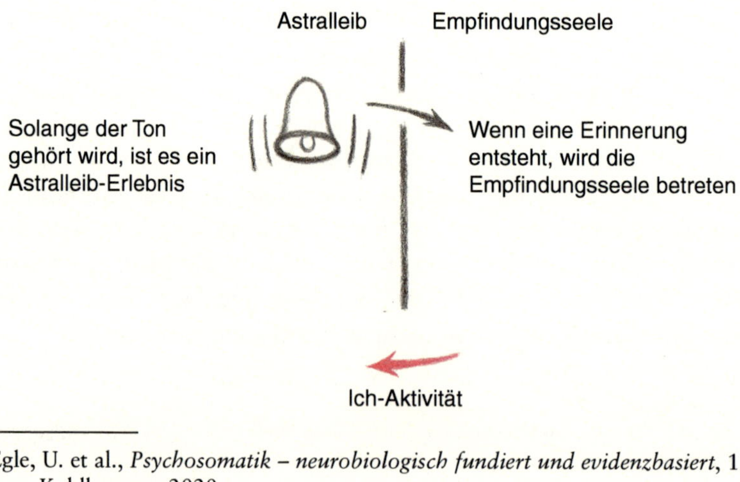

3 Egle, U. et al., *Psychosomatik – neurobiologisch fundiert und evidenzbasiert*, 1. Auflage, Kohlhammer 2020.

4 Steiner, R., *Geheimwissenschaft im Umriss,* GA 13, S. 63, 29. Auflage, Dornach 1977.

Die Empfindungsseele wird als der Anteil der Seele beschrieben, der auf die äußeren Eindrücke mit inneren Empfindungen antwortet. Rudolf Steiner bezeichnet sie auch als den «Tätigkeitsquell» für die Empfindungen.[5]

Wenn der Mensch sich mehr von den Gegenständen der Wahrnehmung löse und in seinem «Besitze» arbeite, könne ein weiterer Teil der Seele beschrieben werden, die Verstandes- oder Gemütsseele. Man kann sagen, die Verstandes- oder Gemütsseele arbeitet in einer Substanz, die sich nicht mehr so dicht anlehnt an die Wahrnehmungen und die sich anschließenden Empfindungen wie in der Empfindungsseele. In beiden Seelengliedern arbeite der Mensch nach den Schilderungen Rudolf Steiners jedoch noch mit den Inhalten, die er durch die Eindrücke der von den Sinnen wahrgenommenen Gegenstände erhalten und in der Erinnerung bewahrt habe. Auch hier bedarf es, um von dem Empfindungsseelenhaften in eine Verstandes- oder Gemütsseelentätigkeit zu gelangen, einer Ich-Leistung.

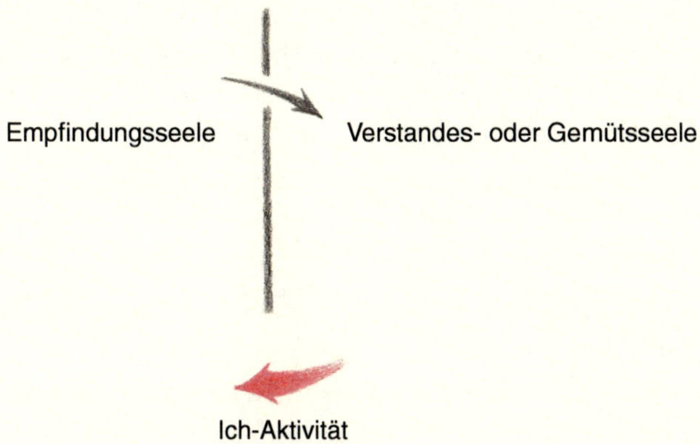

Im Vortragszyklus *Metamorphosen des Seelenlebens*[6] schildert Rudolf Steiner, welche unterschiedlichen Qualitäten das Erleben in den geschilderten Seelengliedern hat. Während das Erleben in der Empfindungsseele eben ein empfindendes ist, ein In-sich-lebendig-Machen und Nachempfinden der Welt, müsse man schon in der Verstandes- oder Gemütsseele in höherem Grade von sich selbst und seiner Subjektivität loskommen, die sich in der Reaktion auf die Außenwelt in der Empfindungsseele zeigt.

5 Steiner, R., *Theosophie,* GA 9, S. 40, 32. Auflage, Dornach 2003.

6 Steiner, R., *Metamorphosen des Seelenlebens,* GA 59, 1. Auflage, Dornach 1984.

Während man für das Empfindungsseelenleben die Frage stellen kann: «Wie empfinde ich die Welt?», stellt sich für das Verstandes- oder Gemütsseelenerleben die Frage: «Wie verstehe ich die Welt?»

In gewisser Weise ist hier eine größere Ich-Leistung vorausgesetzt, um sich nicht nur der Welt, sondern auch schon ein Stück weit sich selbst gegenüberzustellen.

Während sich der Mensch in der Empfindungs- und in der Verstandes- oder Gemütsseele inhaltlich noch der Außenwelt zuwendet, kann sich der Mensch in dem nächsten beschriebenen Seelenglied, der Bewusstseinsseele, seiner eigenen geistigen Essenz, seinem Ich gegenüberstellen. Der Mensch erfahre sich hier in seinem «verborgenen Heiligtum» seiner Seele als von gleicher Art mit dem Göttlichen.

Der Gott, der im Menschen wohnt, spricht, wenn die Seele sich als Ich erkennt.[7]

Fragen, die als Ausdruck einer Bewusstseinsseelentätigkeit gestellt werden können, sind etwa Fragen wie «was ist das Gute?» oder «wie verstehe ich empfindend die Welt in ihrer wahren Wirklichkeit?». Im Übergang zu diesem Seelenglied wird eine noch größere Ich-Aktivität vorausgesetzt als beim Übergang zur Verstandes- oder Gemütsseele.

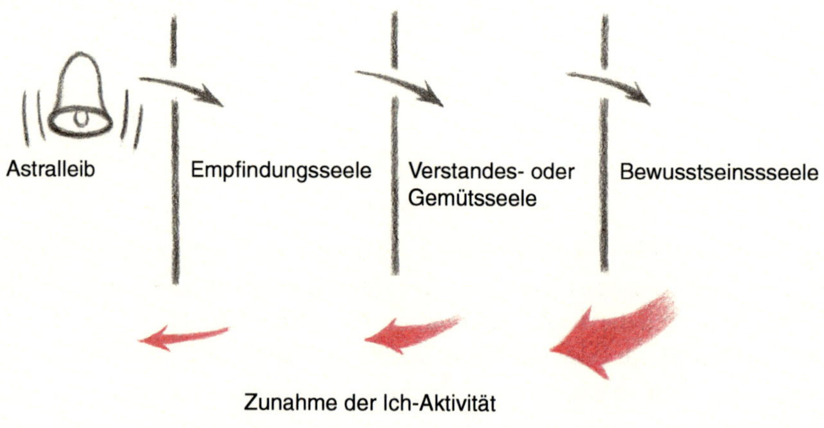

7 Steiner, R., *Geheimwissenschaft im Umriss*, GA 13, S. 67, 30. Auflage, Dornach 1989.

In dem Vortrag vom 24.12.1923[8] beschreibt Rudolf Steiner drei Arten von Erinnerung und wie sie sich gewandelt haben im Laufe der geschichtlichen Entwicklung. In der Zeit nach dem Untergang der Atlantis habe der Mensch noch nicht die Kraft gehabt, Erlebnisse, die er gemacht habe, aktiv zu erinnern. Man habe deshalb in der äußeren Welt Zeichen errichtet, um anhand dieser äußeren Zeichen, die unmittelbar nach dem Erlebnis aufgestellt wurden, im Äußeren eine Hilfe zu haben, um das Erlebnis wieder in sich aufsteigen lassen zu können. Steiner nennt diese Art der Erinnerung die *lokalisierte Erinnerung*. Vielleicht kann man sich so auch einige Höhlenzeichnungen erklären, durch die die Jäger dann die Möglichkeit gehabt haben könnten, sich die Jagd noch einmal ins Bewusstsein zu rufen.

In der Zeit bis zur ägyptischen Kulturepoche, der Zeit, in der die Empfindungsseele ausgebildet wurde, habe sich die Menschheit in rhythmischer Weise an Erlebnisse erinnert. Es sei dies die Zeit der großen Epen gewesen. Für unser heutiges Erleben unvorstellbar lange Texte konnten rhythmisch erinnert werden. Rudolf Steiner nennt diese Art der Erinnerung die *rhythmische Erinnerung*. Wir hätten nach Steiner auch heute in unserer Sprache Hinweise auf Einflüsse aus dieser Epoche in Ausdrücken wie: «Wir gehen unter mit *Mann und Maus*.» Oder beim *«Kuckuck»*. In diesen Ausdrücken werde das rhythmische Erleben angesprochen.

Erst in der griechisch-lateinischen Kulturepoche habe der Mensch gelernt, sich gezielt zeitlich zu erinnern. Seit dieser Zeit könne der Mensch durch die Kraft der ausgebildeten Verstandes- oder Gemütsseele bewusst in sein seelisch-leibliches Gefüge eingreifen und zu einer Erinnerung kommen. Rudolf Steiner nennt dies das *zeitliche Erinnern*.

Es spannt sich ein Panorama auf zwischen dem frühen Noch-einmal-zum-Erlebnis-Bringen der Epoche des lokalisierten Erinnerns über ein rhythmisches Sich-Einschaukeln zum Erlebnis bis hin zu dem gezielten Erinnerungszugriff. In der ersten nachatlantischen Zeit ist das Ich des Menschen noch nicht so kräftig entwickelt, dass es Erlebnisse im Leiblichen so verankern kann, dass diese ohne erneute sinnliche Veranlassung seelisch erlebt werden können. Es kann von einer Art Astralleiberlebnis gesprochen werden.

---

8 Steiner, R., *Die Weltgeschichte in anthroposophischer Beleuchtung,* GA 233, 5. Auflage, Dornach 1991.

In der Zeit bis zur ägyptischen Epoche entwickelte sich das Ich zu einer Stärke, die es ihm ermöglichte, sich in seinem seelischen Inneren gegenüber der Welt mehr zu emanzipieren. In der griechisch-lateinischen Epoche lernte der Mensch, sich gegenüber der Außenwelt so weit zu distanzieren, dass die mit den Sinnen erlebte Außenwelt in der Begriffsbildung ihren Außenweltcharakter ganz ablegen konnte.

Möchte man diesen Sachverhalt in ein Bild bringen, stelle man sich seine Erinnerungen als einen fließenden Strom vor, in den man beim Erinnern hineingreift. Man kann dann sagen: Im Astralleiberlebnis vor der ägyptischen Zeitepoche haftet noch sehr viel Äußeres an dem, was der Mensch aus dem Strom der Erinnerungen zieht. Das äußere Erlebnis ist nicht aufgelöst im Strom der Erinnerung, sondern noch stark als Außenwelterlebnis auffindbar.

Im Empfindungsseelenerinnern ist das Erinnerte schon mehr gelöst im Strom der Erinnerung, jedoch noch als Frachtgut erkennbar. Es hat jedoch weniger Außenwelt-Charakter. In der Verstandesseele erstirbt die Außenwelt im Begriff, wird auf den Punkt gebracht. Erinnerungen sind noch an der Außenwelt gebildet, aber ihres Charakters der Äußerlichkeit entkleidet.

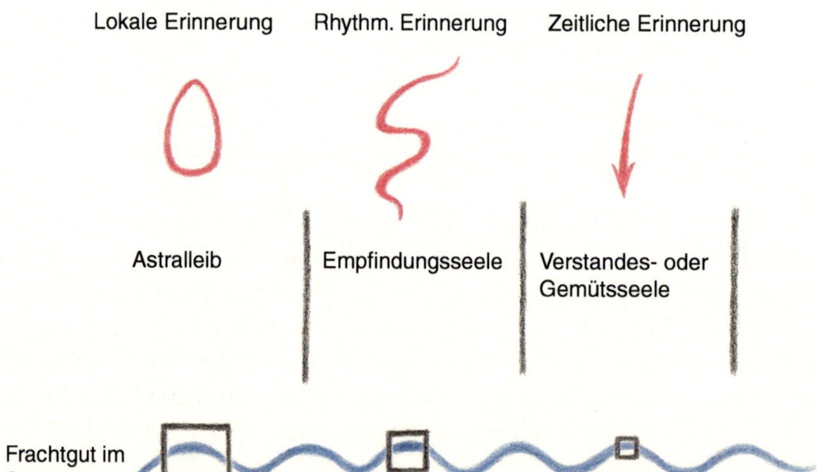

In dieser Schilderung in Anlehnung an Rudolf Steiner fällt es nicht schwer, das eingangs erwähnte Kontinuum zwischen Trauma-Erinnerung und «normaler Erinnerung» wiederzufinden. Kann das Erlebnis, das in den Menschen eindringt, nicht den Charakter der Außenwelt verlieren und gelangt es quasi als Fremdkörper in den Menschen hinein, hat man es mit einem traumatischen Erlebnis zu tun. Es überwiegt im Erleben eine lokalisierte Erinnerung, die wieder angeregt werden kann durch äußere Trigger.

Mangels ausreichender Ich-Tätigkeit während des ursprünglichen Erlebens besteht kaum ein kontextualer Bezug zwischen den einzelnen Erinnerungen. Das Ausmaß der posttraumatischen Belastungsstörung hängt dicht zusammen mit dem Grad der peritraumatischen Dissoziation, also dem Nicht-anwesend-Sein des Ich.

Das Erinnerte trägt die Signatur von «Jetzt» und den «Originalemotionen». Wir können es *Astralleiberinnern* nennen.

Das, was in der Literatur als explizit-deklaratives Gedächtnis geschildert wird, hat viel von Charakteristik der Verstandes- oder Gemütsseelentätigkeit. Emotionen stehen nicht im Vordergrund, Erinnerungen kommen bewusst geführt und weniger spontan, es besteht ein kontextueller Bezug zwischen den Erinnerungen.

Nur, wie verläuft denn ein Erinnern? Es kann einmal das Experiment gemacht werden, sich an den Namen seines ersten Sportlehrers zu erinnern. Wenn man ihn gefunden hat, mache man sich kurz bewusst, wie dieses Bewusstwerden abgelaufen ist. Wir greifen direkt zu auf ein Bild oder eine Szene in der ersten Schulzeit. Vielleicht kommt dann noch eine Phase wie: «Das war doch irgendetwas mit *M*. Mu Mi Mo Mei Mei-Meier – er hieß Meier.» Dann steht vielleicht das Bild des Mannes zusammen mit den entsprechenden Empfindungen und seinem Namen vor uns.

Vielleicht läuft es auch anders ab. Man kann dennoch bei Erinnerungen Acht geben auf den zeitlichen, den rhythmischen (Mu Mi Mo Mei) und den lokalisierten Aspekt, bei dem das neue Bild plötzlich lebendig vor uns steht. Dieses Bild ist hoffentlich kein Fremdkörper, trägt aber Züge von konkretem Sinnlichen auch in der Erinnerung. Es ist eine Neuschöpfung aus verdautem und verarbeitetem Leben. Wir haben jetzt die beiden Enden des Kontinuums «Trauma und Normal» beschrieben.

Wie können wir nun die Erinnerungsqualität der Empfindungsseele charakterisieren?

Ein Vorschlag wäre, diese Erinnerungsqualität als den gleichen Sachverhalt wie bei der Übertragung zu verstehen. Was geschieht in der Übertragung?

In der Übertragung werden erlebte Anteile von Beziehungen aus der Vergangenheit, häufig früher Bezugspersonen, auf andere Beziehungen im Hier und Jetzt übertragen. Was wird übertragen? Es werden immer *Empfindungen* und *Gefühle* übertragen, keine Bilder und keine Abstraktionen. Es geht im weitesten Sinne erst einmal um Sympathie und Antipathie. Es gibt positive und negative Übertragungen.[9] Wenn ein Mensch nicht traumatisiert ist, stellt sich beim Anblick eines Gegenübers nicht ein Intrusionserlebnis ein, aber vielleicht steigt eine Empfindung auf, die sich zwischen ihn und sein Gegenüber stellt und ihn fühlen lässt wie z.B. seiner Mutter gegenüber. In der Empfindungsseele sind Erfahrungen aus den Begegnungen mit anderen Menschen oder Situationen nicht so aufgelöst wie in der Verstandes- oder Gemütsseele. Und das ist normal! Wir haben an dem kleinen Experiment mit dem Sportlehrer gesehen, dass in der in unserem Sinn «normalen» Erinnerung immer alle drei Anteile des Erinnerns anwesend sein können. Es kommt nur darauf an, wie weit der Weg in Richtung Verstandes- und Bewusstseinsseele veranlagt oder möglich ist.

In unserer Zeit können wir von einem gesunden Seelenleben eines Erwachsenen (je nach Lebensalter) erwarten, dass alle drei Seelengliederqualitäten anwesend sind.

Stellt sich in Beziehungen vorwiegend ein Empfindungsseelenerleben ein, werden wir bemerken können, wie sich zwischen dem Menschen und seinem Gegenüber eine Fülle an Empfindungserinnerungen stellen, die auf der einen Seite die Begegnung reich machen können, dem Gegenüber aber unter Umständen nicht gerecht werden, weil sie nicht wirklich ihm gelten.

Was heißt Erinnerung in der Bewusstseinsseele?

Hier ist mir aus dem Werk Rudolf Steiners nichts bekannt. Ich möchte jedoch einen Vorschlag machen, in welcher Richtung gesucht werden

9 Mertens, W., *Einführung in die psychoanalytische Therapie*, Kohlhammer, Stuttgart 2004.

könnte. Wir haben es in der Bewusstseinsseele mit dem Seelenanteil zu tun, in dem eine bewusste Öffnung gegenüber dem Geistigen beziehungsweise göttlichen Teil des Menschen möglich ist. Vorher war das Ich des Menschen in der Verstandes- oder Gemütsseele tätig, dort wurde die Außenwelt ganz zur inneren Ablähmung gebracht. In der Bewusstseinsseele besteht die Aufgabe, sich selbst in seiner *Tätigkeit* zu begreifen in dem Anteil, der den Menschen selbst über die sinnliche Begegnung mit der Außenwelt hinausführt. Dies kann versucht werden, z.B. in der Rückschauübung, wie Rudolf Steiner sie in «Wie erlangt man Erkenntnisse der höheren Welten?»[10] angibt. Wir sollen uns die Geschehnisse des Tages, unser Empfinden und unser Denken erinnernd vor die Seele stellen und uns dabei selbst wie von außen betrachten. Dann sollen wir uns die Frage stellen: «Was war das Wesentliche bei dem, was geschehen ist?» Die Antwort auf diese Frage können wir nicht aus der äußeren Welt beziehen, wir fragen nach einem Bezug, der mit unserem eigenen Wesen zu tun hat. *Wir* in unserer Aktivität werden Fokus der erinnernden Aufmerksamkeit. Die Frage nach dem, was wesentlich ist, stellen wir an die geistige Welt. Für eine solche Seelentätigkeit braucht es eine noch größere Ich-Aktivität als in der Verstandes- oder Gemütsseele. Es ist diese Ich-Aktivität, auf die der Mensch sich zu stützen beginnt in der Bewusstseinsseele. Bei dem Gang der Erlebnisse von dem Astralleiberleben über das Empfindungsseelenerleben bis hinein in die Verstandes- oder Gemütsseele haben wir die Außenwelt als Wahrnehmung immer weiter verloren. Wir weben zunehmend in eigener Substanz, die durchzogen ist von Ich-Aktivität. Die äußere Welt stirbt zunehmend bis hin zum abstrakten Begriff in der Verstandesseele. Möchte man in der Bewusstseinsseele wieder zu einem lebendigen Erleben kommen, muss man in gewisser Weise den Tod der Außenwelt, der sich in der eigenen Seele ereignet hat, überwinden. Man kann in dieser Hinsicht von einer *Wiederauferstehung* des Erlebens in der Bewusstseinsseele sprechen, an der man durch die eigene Ich-Aktivität Anteil gewinnen kann.

Bemüht man noch einmal das Bild des Stromes der Erinnerungen und fasst man von der Bewusstseinsseele aus in dieses Gewässer, findet man keine äußeren «Kristallisationskerne», an denen das Erlebte wiedererstehen kann. Sie sind aufgelöst. Man steht innerlich an einem Abgrund.

---

10 Steiner, R., *Wie erlangt man Erkenntnisse der höheren Welten?* GA 10, S. 31, 24. Auflage, Dornach 1993.

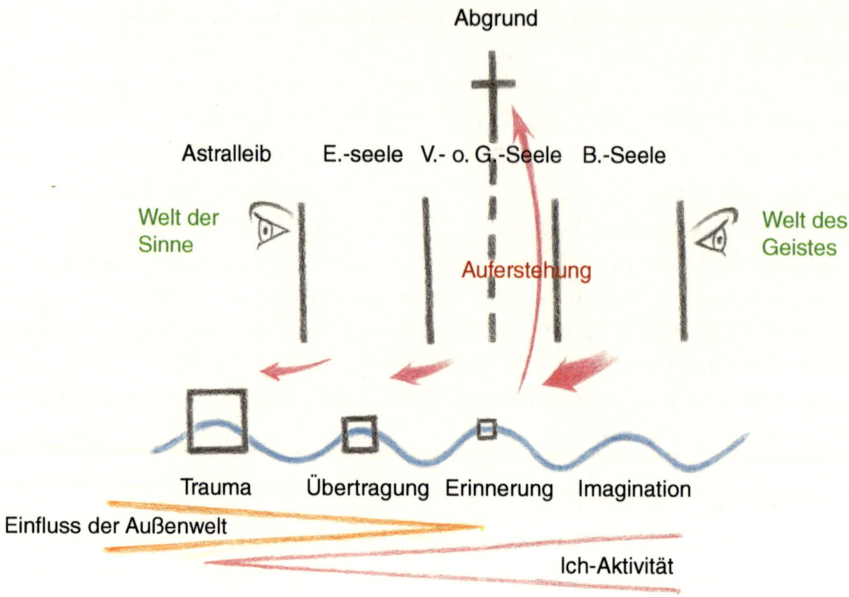

Geht man noch einen Schritt weiter und schafft es, jetzt in den Flüssigkeitsstrom einzugreifen und rein durch die Kraft des schöpferischen Ichs neue und damit eigene Formen zu schaffen, stützt sich das Ich auf seine eigene Aktivität, auf sein Tun.

Vielleicht stand Goethe[11] ein ähnlicher Zusammenhang vor Augen:

Mag der Grieche seinen Ton
zu Gestalten drücken,
an der eigenen Hände Sohn
steigern sein Entzücken;

Aber uns ist wonnereich,
in den Euphrat greifen
und im flüss'gen Element
hin und wieder schweifen.

11 Goethe J. W., *West-östl. Divan*, Dt. Taschenbuchverlag, München 1998.

Löscht ich so der Seele Brand,
Lied, es wird erschallen,
schöpft des Dichters reine Hand,
Wasser wird sich ballen.

Es ist die Gestaltung des wässrigen Elementes, die Imagination, an die es dem Inhalte nach keine Erinnerung gibt. Man kann sie immer nur wieder tun. Es geht nicht mehr um Frachtgut oder Kristallisationspunkte der Außenwelt im Strom der Erinnerung, sondern das Ich gestaltet frei das eigene wässrige Element. Als Zwischenschritt hierfür kann die Erinnerung in der Bewusstseinsseele dienen, die als Erinnerung an die eigene Aktivität innerhalb des Tagesverlaufes als Rückschau geübt werden kann.

Was bedeutet diese Betrachtungsweise nun für die anthroposophische Psychotherapie, insbesondere der traumatischen Störungen?

Wir haben in der Seelenlehre Rudolfs Steiners ein Instrumentarium, das eine Erweiterung sonst gängiger psychotherapeutischer Sichtweisen darstellt und mit dem direkt gearbeitet werden kann. Einen entscheidenden Vorteil stellt jedoch der Umstand dar, dass sich konkrete Bezüge des Seelischen einerseits zum Leiblichen und andererseits zum Geistigen ergeben.

Wir können den leiblichen Zusammenhang sehen im Gang von Silber im Bilderleben an der Grenze von Astralleib und Empfindungsseele bis hin zum Blei, wo in der Verstandesseele der seelische Inhalt zum Begriff erstirbt. In der Bewusstseinsseele können wir an der Grenze zur geistigen Welt in den Metall- oder Planetengesten einen Ausdruck seelischer Aktivität sehen, in denen wir uns den Inhalten der geistigen Welt nähern. Wir schaffen hierbei in uns Planetengesten neu, entsprechend den Gesten, die sich uns in der Begegnung mit der gewordenen Welt ergeben haben. Hier kann in gewisser Hinsicht von einer Art Auferstehung in uns gesprochen werden.

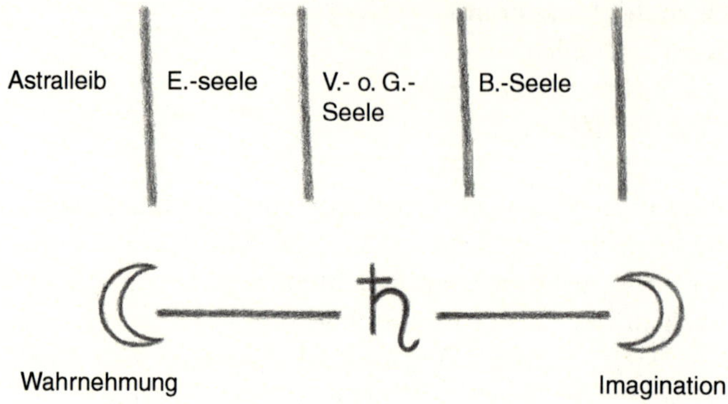

Diese Auferstehung hat mit der willenshaften Ich-geführten Geste zu tun, die wir erübt haben in der Auseinandersetzung mit der gewordenen Welt der Sinne. Wir stützen uns mehr und mehr auf diese Aktivität selbst und schaffen in uns eine neue Welt, die durch unsere Tätigkeit entsteht. Letztlich ist es diese Ich-Aktivität, die uns im Sinne des Bolognavortrages untertauchen lässt in die «Transzendenz der Außenwelt».

Davon soll noch im folgenden Kapitel die Rede sein.

In der anthroposophisch-medikamentösen Therapie ergeben sich Möglichkeiten, z.B. einem Patienten, der ganz in der Empfindungsseele verhaftet ist, mit einer Bleibehandlung zu helfen, zu einer gewissen Ernüchterung zu kommen. In der Psychotherapie kann es hilfreich sein, einen traumatisierten Patienten, bei dem ein Astralleiberleben vorherrscht, nach einer Stabilisierungsphase zu einem Empfindungsseelenerinnern anzuregen, was durch rhythmisches Erinnern im EMDR möglich ist. Mir scheint, dass gerade Patienten mit PTBS den Bereich der Empfindungsseele wegen seiner Nähe zum überall drohenden Erleben von nicht verdautem Fremdastralischen in der Intrusion meiden. Die Verkümmerung der Empfindungsseele hat hier einen großen Anteil am Chronifizierungsprozess.

Die beschriebenen drei Stufen dieser «Sinnesverdauung» stellen den Grad dar, wie weit der Mensch in der Lage ist, seinen Strom der Erinnerungen rein zu halten und ihn nicht sich selbst und seiner eigenen Leibbildetendenz gegenüber entfremden zu lassen.

Hier zeigt sich die verheerende Wirkung von Medien gerade bei Kindern, die aufgrund ihrer Entwicklung noch keine klare Grenzbildung in den Sinnen erreichen wie der erwachsene Mensch mit seinem reifen Ich.

Bildmaterial und Tonmaterial lagert sich als Fremdkörper im Organismus ab und entfremdet uns gegenüber unserem Leib. Wie tiefsitzend und resistent gegenüber sonstigem seelischen Wachstum Bilder wirken können, kennt sicher jeder z. B. durch die Comicfiguren der eigenen Kindheit.

Wir können Traumafolgestörungen leiblich als Störungen der Kontinuität des Ätherleibes als Erinnerungsleib auffassen.

Es gibt im Ätherleib von *jedem* Menschen Bezirke, die nicht ganz ihm gehören. Die entsprechenden Erlebnisse zeichnen sich durch ihre Härte aus, durch den Umstand, dass sie mit der Entwicklung nicht mitwachsen, sie haben sich eingebrannt.

Sie sind wie ein Stück Stein im sonst belebten wässrigen Element des eigenen Ätherischen.

Was den *Trauma-Patienten* ausmacht, ist einerseits das Ausmaß der existentiellen Bedrohung, wenn diese Bezirke mit ihrem astralischen Inhalt zu Bewusstsein kommen, andererseits der Umfang der Gebiete, in denen sich der Patient nicht selbst gehören darf.

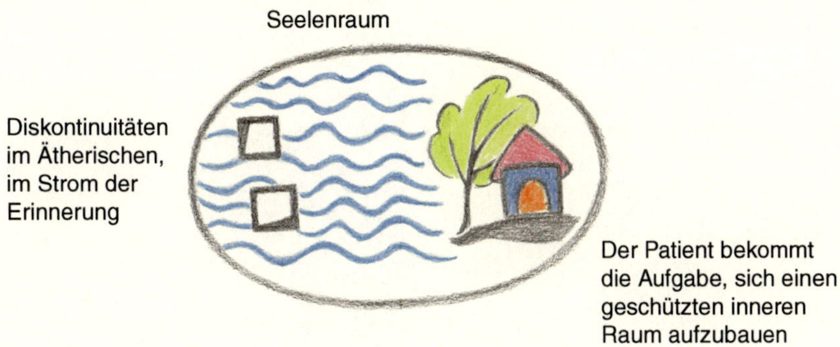
Seelenraum
Diskontinuitäten im Ätherischen, im Strom der Erinnerung
Der Patient bekommt die Aufgabe, sich einen geschützten inneren Raum aufzubauen

Durch den Einbezug des Ätherischen und seinen Zusammenhang mit den verschiedenen Stufen der Erinnerung ergeben sich ganz neue Behandlungsansätze. Es gilt, den Ätherleib des Patienten einheitlich zu gestalten im Sinne seiner Ich-Organisation. Fremdkörper im Strom der Erinnerungen sollen aufgelöst werden. Wir versuchen, den Wärme-Organismus des Patienten anzuregen. Dabei muss der Therapeut vorsichtig vorgehen. Viele Patienten fühlen sich von äußerer Wärme schnell überflutet und können sich in ihrem Ich-Erleben nicht aufrechterhalten. Manchmal sind schon Wickel zu viel. Wir arbeiten mit Fußbädern, Einreibungen, Rhythmischer Massage, Öldispersionsbädern[12] bis hin zur Mistelbehandlung mit Fiebererzeugung. Darüber hinaus erweisen sich als hilfreich Carbo betulae, Formica rufa, Bittermittel, Solum, um nur einige Präparate zu nennen. Der Heilbedarf ergibt sich aus der individuellen Situation.

Bei dissoziativen Zuständen setzen wir neben psychotherapeutischen Techniken oft Stibium met. präp. als 10 ml Trinkampulle ein, was oft erstaunlich überzeugend wirkt. Die intravenöse Gabe ist noch stärker. Wir wenden sie bei traumatisierten Patienten aber nicht gerne an, weil die Injektion auch eine Verletzung darstellt.

12 Pflegevademecum, www.pflege-vademecum.de.

Der Mensch als Bild des Kosmos. Rhythmus und Substanzbildung

Im letzten Kapitel dieses Buches soll das, was Rudolf Steiner über den Menschen und sein Darinnenstehen zwischen Vergangenheit und Zukunft gesagt hat, noch um zwei Aspekte erweitert werden.

Zuerst soll das leibgebundene und das leibfreie Ätherische in Bezug auf den physischen Leib betrachtet werden.

Danach soll ein Vorschlag gemacht werden, wie sich die neue ätherische Substanz, die sich unter dem Einfluss seelischer Kräfte im Menschen bildet, in sein rhythmisches System eingliedert.

Zu dem Aspekt des leibfreien bzw. leibgebundenen Ätherischen wollen wir uns eine Textstelle aus dem 2. Vortrag aus GA 313 ansehen. Hier schildert Rudolf Steiner, dass es eine Gesetzmäßigkeit gebe zwischen Ätherischem und Physischem, dergestalt, dass immer dann, wenn ein Stoff chemisch synthetisiert werde, das Ätherische in ihm auseinandergehe. Wenn ein Stoff chemisch analysiert werde, gehe Ätherisches zusammen.

«Die Ätherkräfte sind immer den in den physischen Stoffen wirkenden Kräften polarisch entgegengesetzt. Also wenn eine chemische Synthese zustande kommt, so wirken die Ätherkräfte analysierend. Also es sind überall in den synthetisierenden Kräften analysierende Kräfte drinnen. Und wenn wir eine chemische Analyse ausführen, ist für den Geistesbeobachter die Sache immer so: Wir führen eine chemische Analyse aus – ich will es jetzt schematisch zeichnen –, d. h., wir zerfällen chemisch eine Substanz, da bleibt uns dann umso dichter, indem sich die Ätherkräfte synthetisieren, da bleibt uns der Ätherkörper zurück, gerade so wie, wenn der Mensch stirbt, das Seelisch-Geistige zurück bleibt.»[1]

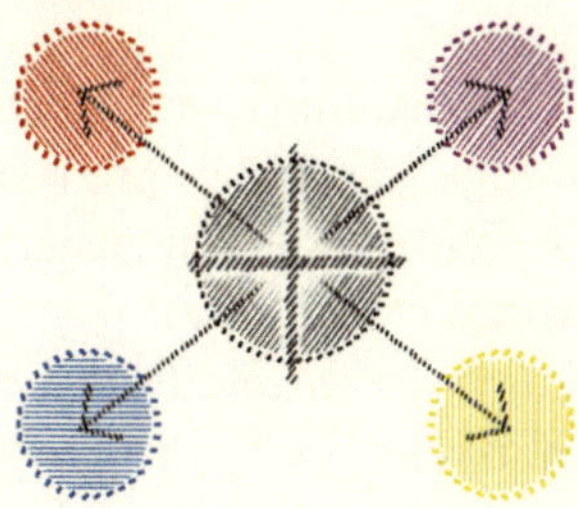

1 Steiner, R., *Gesichtspunkte zur Therapie*, GA 313, 5. Auflage, Dornach 2001.

Man fragt sich zunächst, warum er diesen Sachverhalt in einem Medizinervortrag erwähnt, der als seinen Inhalt den Ätherleib *des Menschen* hat mit seinen vier Ätherarten.

Wenden wir diese Aussage aber auf das Blut des Menschen an, erscheinen interessante Zusammenhänge:

Das Blut strömt vom Herzen aus in die Organe und wird hierbei physisch analysiert.

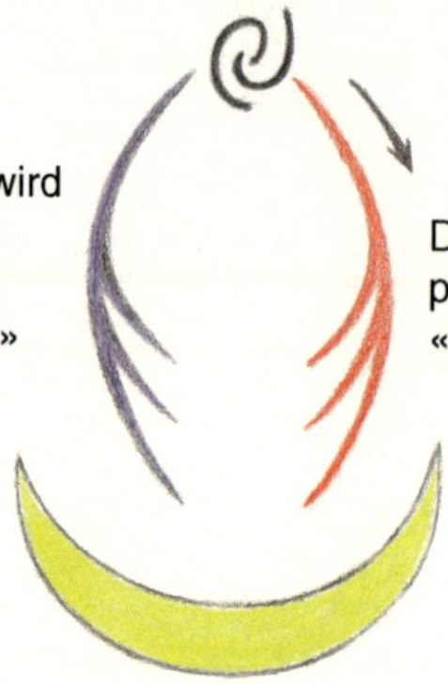

Gleichzeitig belebt aber das sauerstoffreiche Blut das Gewebe. Der Mensch baut sich ätherisch – synthetisierend – aus den Umkreiskräften heraus auf.

Wir können hier das Hingegebensein an den Umkreis aus dem 1. Kapitel wiedererkennen. Das Anknüpfen an den eigenen Umkreis bedeutet die Möglichkeit eigenen Substanzaufbaus durch den Anschluss an Kräfte, die aus der letzten Inkarnation stammen. Das heißt, das Blut gibt sich in dem Durchströmen der Peripherie, in seinem Analysiert-Werden, Kräften hin, die es ermöglichen, dass der Mensch ätherisch «ersteht». Ätherisches wird leiblich-physisch gebunden.

Kommt das Blut physisch zusammen im Herzen – synthetisierend –, müsste irgendwo gleichzeitig Ätherisches analysiert werden. Tatsächlich beschreibt R. Steiner, wie sich im Herzen Ätherisches aus dem Gesamtätherleib des Menschen löst.

Im Vortrag über die *Ätherisation des Blutes* vom 01.10.1911 spricht er über eine Stauung vom im Herzen frei gewordenen Ätherischen in der Zirbeldrüse, der Epiphyse. Im Vortrag vom 23.03.1911 aus dem Zyklus *Eine okkulte Physiologie* beschreibt R. Steiner den Vorgang noch genauer. Er schildert eine Stauung von frei gewordenem Ätherischen in der Hypophyse und eine Stauung in der Epiphyse. Diese Stauungen würden in dem Moment ausgeglichen wie positive und negative elektrische Energie, wenn es zu einer Erinnerungsbildung komme. Was dabei entstehe, gliedere sich dem Gesamtätherleib wieder ein.

«Wenn wir diesen Vorgang okkult betrachten mit entsprechend geübter Seele, so sehen wir, wie in einem Punkte sich jene Ätherkräfte unter einer gewaltigen Spannung zusammendrängen, welche hervorgerufen sind durch die Eindrücke, die jetzt gewisse Vorstellungen werden wollen, Gedächtnisvorstellungen, die sich in den Ätherleib einprägen wollen. Man sieht es den Ätherkräften an, dass sie Gedächtniskräfte werden wollen. Ich will die letzten Ausläufer dieser Ätherströmungen nach dem Gehirn herauf und das Sich-Zusammendrängen so zeichnen, wie es sich etwa wirklich darstellen würde.

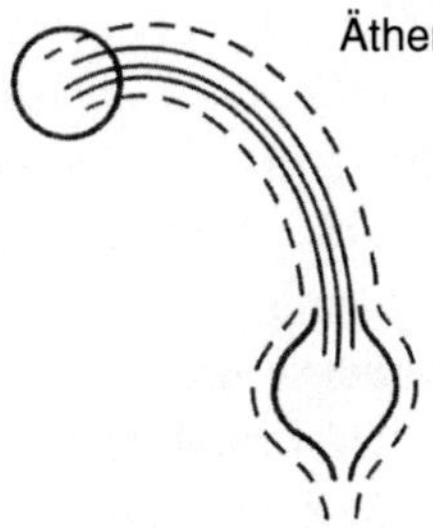

Wir sehen da eine mächtige Spannung, die sich an einer Stelle sammelt und gleichsam sagt: Ich will in den Ätherleib hinein! Wir sehen nun, wie dieser Ätherströmung des Kopfes andere Strömungen entgegenkommen, die ausgehen namentlich von den Lymphgefäßen und die sich so sammeln, dass sie sich der ersten Strömung entgegenstellen. So haben wir im Gehirn, wenn sich eine Gedächtnisvorstellung bilden will, einander gegenüber stehen zwei Ätherströmungen, die sich mit größtmöglicher Kraft konzentrieren, etwa so wie positive und negative Elektrizität sich an ihren Polen mit größter Spannung konzentrieren und nach Ausgleich streben.

Ein Ausgleich zwischen den beiden Ätherströmungen geschieht in der Tat, und wenn er vollzogen ist, dann ist eine Vorstellung Gedächtnisvorstellung geworden und hat sich dem Ätherleibe einverleibt.

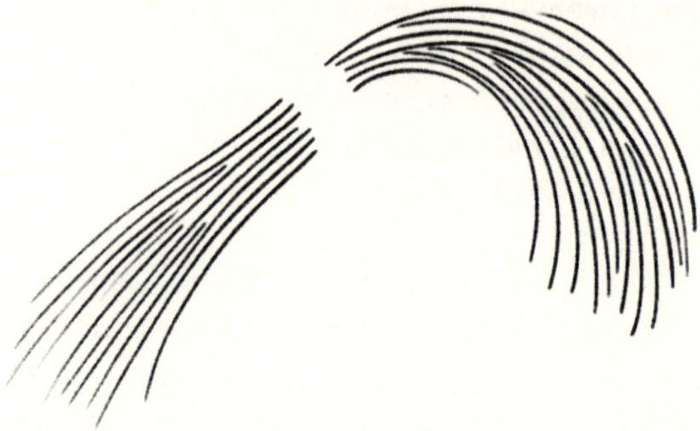

Solche übersinnlichen Realitäten, solche übersinnlichen Strömungen im menschlichen Organismus drücken sich dadurch aus, dass sie sich auch ein physisch-sinnliches Organ schaffen, welches wir wie eine Versinnlichung solcher Strömungen anzusehen haben. So haben wir ein Organ, welches sich im mittleren Gehirn befindet, das der physisch-sinnliche Ausdruck ist für das, was als Gedächtnisvorstellung sich bilden will. Dem stellt sich gegenüber ein anderes Organ im Gehirn, das der Ausdruck ist für diejenigen Strömungen im Ätherleib, die von den unteren Organen kommen. Diese beiden Organe im menschlichen Gehirn sind der physisch-sinnliche Ausdruck für diese beiden Strömungen im menschlichen Ätherleibe, sie sind etwas wie letzte Anzeichen dafür, dass solche Strömungen im Ätherleibe stattfinden. Es verdichten sich gleichsam diese Strömungen so stark, dass sie die menschliche Leibessubstanz ergreifen und zu diesen Organen verdichten, so dass wir in der Tat den Eindruck haben, wie wenn von dem einen Organ helle Lichtströmungen ausstrahlen, die zu dem anderen Organ überfließen. Das physische Organ, das die Gedächtnisvorstellung bilden will, ist die Zirbeldrüse, der aufnehmende Teil ist der Gehirnanhang, Hypophysis.»[2]

Wenn der Gedanke vom Synthetisieren und Analysieren von Ätherischem und Physischem nicht nur auf die chemischen Kräfte der Erde, sondern auf den Menschen angewendet werden soll, könnte das bedeuten, dass wenn im Herzen ätherische Strömungen freigesetzt werden, diese mit einer physischen Synthese zusammenhängen. Die zwei Ätherströmungen stauen sich in zwei Strukturen des Gehirnes. Welche ätherischen Strömungen teilen sich hier?

---

2 Steiner, R., *Eine okkulte Physiologie*, GA 128, 5. Auflage, Dornach 1991.

Im Vortrag über die *Ätherisation des Blutes* schildert R. Steiner die elektrischen Kräfte als die ins Untersinnliche metamorphosierten Kräfte des Lichtäthers, die des Magnetismus als die metamorphosierten Kräfte des Klangäthers oder chemischen Äthers. Man kann vermuten, dass R. Steiner im 2. Vortrag GA 313, wenn er über die Erde spricht, der gegenüber man zum «Dieb» werde, wenn man Elektrizität und Magnetismus erzeuge, die immer wieder den Ausgleich mit der gesamten Erde suchten, eigentlich den Menschen meint. Der untere Mensch *ist* die Erde.

In der Differenzierung, der Analyse des Ätherischen im oberen Menschen *wird* der Mensch zum Dieb gegenüber der Erde seines Leibes.

Dieses analysierte/differenzierte Ätherische, das sich als Lichtäther in der Epiphyse, als Klangäther in der Hypophyse staut, drängt zum Ausgleich mit der Erde, will wieder aufgenommen werden vom Gesamtätherleib des Menschen.

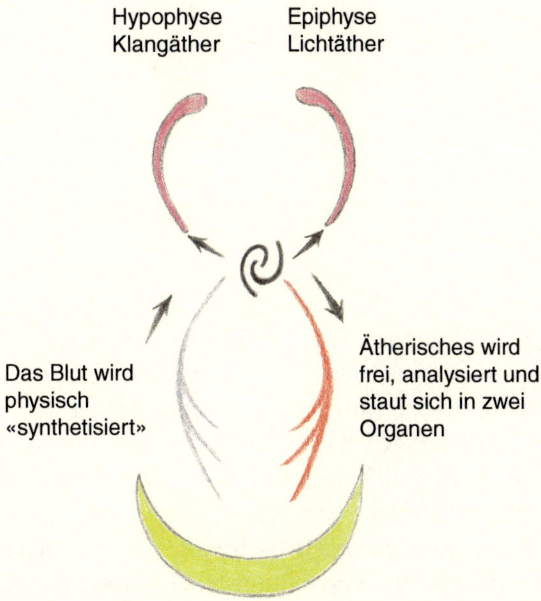

Die Gedächtnisbildung muss jedoch unter der Führung des im Wärmeäther wirkenden Willens geschehen und die Kräfte des Lebensäthers, der immer zu Ganzheiten führt,[3] in sich tragen. Was sich hier vollzieht,

3 Marti, E., *Die vier Äther*, Verlag Freies Geistesleben, 3. Auflage, Stuttgart 1981.

ist die Bildung der neuen Leiblichkeit, der «neuen Erde» im Seelischen des Menschen. Klang- und Lichtäther werden unter dem Einfluss des im Wärmeäther wirkenden Ich zusammengeführt und bilden eine Einheit.

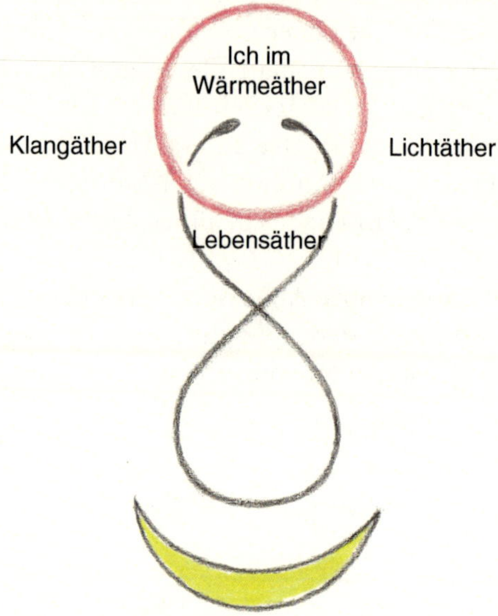

Sie können so als vollständige ätherische Leibbildung in den Gesamtätherleib aufgenommen werden.

Wenn diese vier Ätherkräfte synthetisiert werden, baut sich der Mensch aus dem Kosmos heraus auf, jedoch nicht wie im unteren Menschen ohne sein bewusstes Mitwirken. An der hier entstehenden leiblichen Bildung ist der Mensch bewusstseinsmäßig beteiligt. Ein wirklichkeitsgemäßes Denken wird dabei versuchen, sich an der Schöpfung zu orientieren.

In dem Kapitel über Erinnerungsbildung am Beispiel von traumatischen Erinnerungen konnten wir sehen, wie sich der Mensch in der Bewusstseinsseele zur Imagination aufschwingen kann, wenn er den Schritt vollzieht, den Inhalt seines Vorstellungslebens nicht mehr durch die Ausläufer des Sinnenlebens konfigurieren zu lassen. Es wurde der Vorgang beschrieben als der Umschlagspunkt, an dem die Erinnerung an das Inhaltliche der Imagination eben durch diese Aufgabe der Sinnesausläufer aufhört und nur der Akt des Vorgangs wieder neu vollzogen werden kann, um zum gleichen Erlebnis zu gelangen. Der Mensch stützt sich nur auf den Prozess seines eigenen Tuns.

In diesem Bereich der Bildung der eigenen Innenwelt, die sich freiwillig an der Schöpfung orientiert, sich jedoch nicht durch sie führen lässt, liegt ein Bereich, an dem sich der Mensch selbst frei beteiligt.

In seinem rhythmischen System kommen die Strömungen des oberen und des unteren Menschen zusammen. Wahrscheinlich hat seelische Gesundheit neben der im 1. Kapitel dargestellten Kompatibilität von wesenhaft Seelischem und dem Leib als «Spiegel» mit der Möglichkeit zu tun, die obere und untere Strömung zusammenzubringen. Es eröffnet sich dann, wenn eine solche Mittebildung gelingt, eine Ebene, die nicht nur den Menschen sich vergegenwärtigen, sondern ihn auch zum anderen Menschen kommen lässt. Seelische Gesundheit hat immer auch mit Begegnungsmöglichkeit zu tun. Das bedeutet aber die Fähigkeit zu besitzen, sich auf den «Rhythmus» des Gegenübers einlassen zu können,[4] in den anderen Menschen unterzutauchen, ohne sich dabei aufzugeben. Was dies ermöglicht, ist die eigene Ich-Aktivität, durch die die Begegnung nicht zur Überflutung und Selbstauflösung wird. Diese Ich-Aktivität ist eine Willenstätigkeit und keine Vorstellungstätigkeit. Sie stellt mich einerseits in meine untere Strömung des Leibaufbaus hinein und trägt mich andererseits in der zunächst unbewussten Imagination hin zum anderen Menschen. Imagination bedeutet, sich der willensmäßigen Kräfte des Leibaufbaus bewusst zu werden, einzusteigen in die Hintergrundskräfte des eigenen Wesens. Je mehr mein Spiegel, mein Leibaufbau Ausdruck meines Wesens ist, desto weniger anfällig werde ich gegenüber Außeneinflüssen, verliere nicht den Halt in Begegnungen, halte der geistigen Gegenwart des anderen Menschen Stand, kann bei ihm sein.

Wir wollen jetzt noch einen Schritt weitergehen und uns das rhythmische Geschehen selbst ansehen.

Wenn wir uns künstlerisch in die Bewegung des Blutes vertiefen, wie es das Herz verlässt, so erscheint uns der Rhythmus des Jambus (- –). Das Blut fließt erst schnell (-), dann langsamer (–). Es ist dies auch der Rhythmus, der über dem Herz auskultiert werden kann, insbesondere beim Kind im 1. Jahrsiebt, bei dem das Herz fast überall jambisch klingt, was Kaspar Appenzeller entdeckt hat.[5]

---

4 Steiner, R., *Heilpädagogischer Kurs*, GA 317, 8. Auflage, Dornach 1995.

5 Appenzeller, K., *Grundlagen für eine neue Art der Herzauskultation*, Zbinden-Verlag, 1989.

Der Rhythmus, der sich dem künstlerischen Zugang ergibt gegenüber dem Blut, wie es in den großen Venen auf das Herz zufließt, ist der Trochäus (– -). Es ist zuerst mehr ein Angesaugt-Werden (–), dann eine kurze Erschütterung (-). Nach Kaspar Appenzeller erklingt ab dem Erreichen der Schulreife beim Kind über dem Herzen ein erster Trochäus.

In der Peripherie, den Kapillaren, dem Lymphstrom erscheint keine Kürze. Hier ist es ein lineares Fließen, was künstlerisch als Spondäus (– –) empfunden werden kann. Hier gibt sich das Blut, die Lymphe, die Gewebeflüssigkeit den Umkreiskräften hin, aus denen der Mensch sich aufbaut.

Im Herzen selbst steht das Blut für den Bruchteil einer Sekunde still (-).

So ergibt sich folgendes Bild:

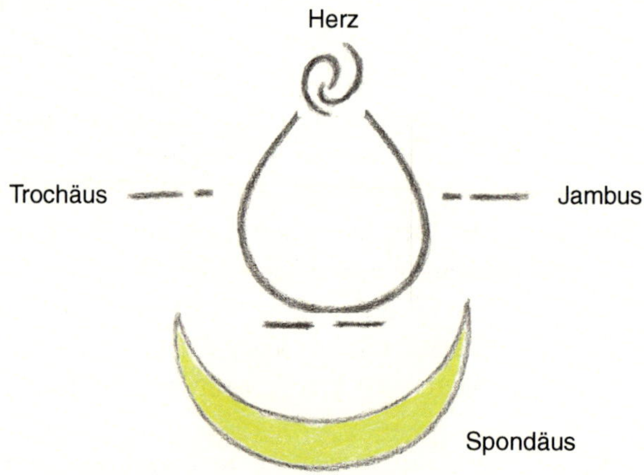

Das Herz im Zentrum wandelt den Rhythmus des Trochäus in den Rhythmus des Jambus. Die Peripherie des Kreislaufs, die man auch als das periphere Herz bezeichnen kann, wandelt den Jambus über den Spondäus in den Trochäus. Hier verliert sich der Einfluss der Kürze des zentralen Herzens. Hier herrscht waltender Wille, der geeignet ist, Geistiges entgegenzunehmen. Dieses gilt für den *unteren* Menschen.

Ausgehend von dem Hinweis Rudolf Steiners, dass der Jambus der Rhythmus des Fühlens, der Trochäus der Rhythmus des Denkens und der Spondäus der des Wollens sei[6], soll dargestellt werden, wie eine Wandlung der Rhythmen im *oberen* Menschen aussehen kann.

Gemäß den Ausführungen im 1. Kapitel müssen wir lernen, Denken, Fühlen und Wollen führen, parallelisieren zu können, wenn wir uns an der Schwelle zur geistigen Welt halten wollen. In der Erinnerungsbildung orientierten wir uns noch an Ausläufern der Sinneswelt. Wenn das Gebiet der Imagination betreten wird, hört die Erinnerung auf. Man kann versuchen, den Rhythmus des Denkens in den Rhythmus des Fühlens zu überführen.

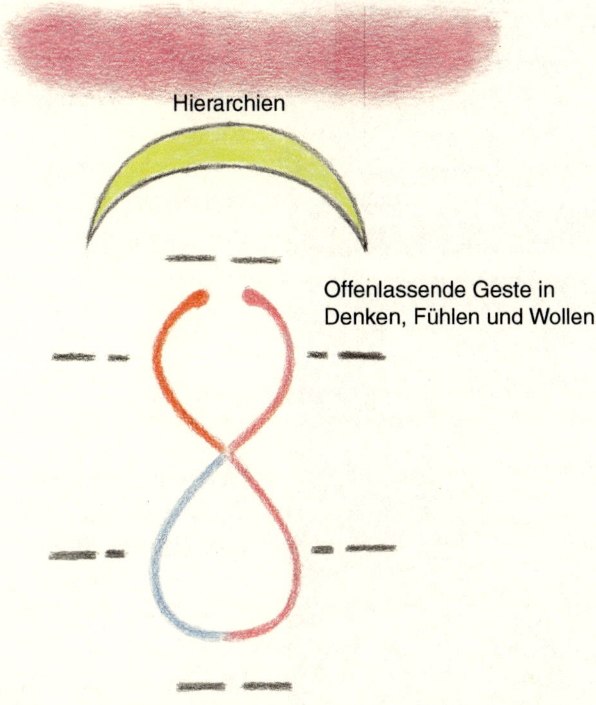

Dabei kann man sich verehrend, Hilfe erbittend an die Hierarchien wenden, das Denken fühlend werden lassen und innerlich loslassen. Die Geste des Fühlens kann bedenkend, bedächtig werden gegenüber den Lebensmächten der eigenen Seele. Die Angabe zum Wollen ist die Empfehlung, walten zu lassen, geschehen zu lassen, was im Willen uns in das

6 Steiner, R., *Esoterische Unterweisungen für die erste Klasse der Freien Hochschule für Geisteswissenschaft am Goetheanum*, GA 270, 3. Auflage, Dornach 2008.

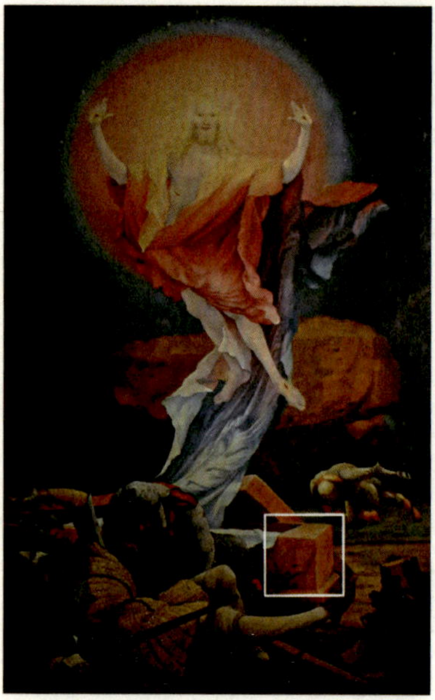

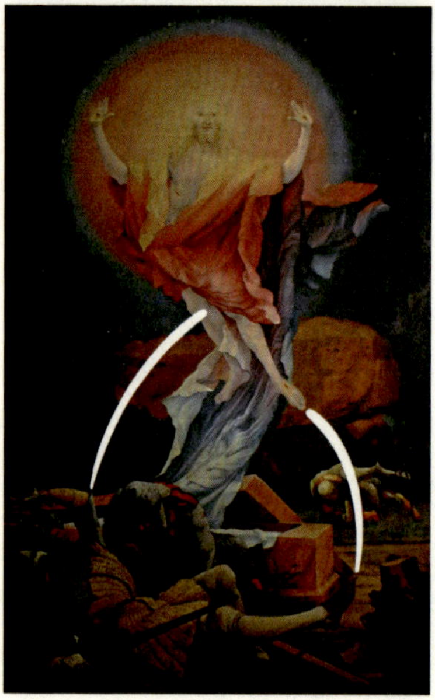

volle Sein des Geistigen «stößt».[7] Wir versuchen innerlich die verschiedenen Rhythmen erst ineinander übergehen zu lassen, dann gleichzeitig gleichsam erklingen zu lassen.

So wie wir Hilfe benötigen bei unserem Leibaufbau, können wir jetzt versuchen, uns an den Hierarchien zu orientieren.

Man kann den eben geschilderten Vorgang künstlerisch nachempfinden am Auferstehungsbild des Isenheimer Altars.

Wir erkennen zunächst die Polarität von Kreis und Quadrat. Es geht um die Quadratur des Kreises bzw. um die Verkreisung des Quadrats.

Der Kreis symbolisiert sichtbar das Kosmische, das Quadrat das Irdische, das in der Auferstehung überwunden wird (Abb. links oben).

Der linke Fuß des Christus nimmt künstlerisch gesehen Kontakt auf zum Fuß des am Boden liegenden Soldaten, wodurch sich eine Lemniskatenform ergibt (Abb. links unten).

Im Gewand des Christus können wir im unteren Teil das venöse Blut erkennen, das sich nach oben hin auf Herzhöhe arterialisiert. Der obere Teil der Lemniskate kann entweder durch die kosmische Kreisfigur als geschlossen

7 Steiner, R., *Esoterische Unterweisungen für die erste Klasse der Freien Hochschule für Geisteswissenschaft am Goetheanum*, GA 270, 3. Auflage, Dornach 2008.

oder in der Gestalt des Christus, in seiner Handhaltung als offen gesehen werden.

Die Farbgebung des Christus in seinem oberen Bereich erinnert in seinem Weiß, blass Gelblichem an die Farbe von Nervengewebe. Man kann künstlerisch die beiden Hände mit den Wundmalen in ihrer offenen Haltung als Ausdruck einer Frage erleben, die sich zwischen ihnen aufspannt, die wie zwischen Epiphyse und Hypophyse eine Spannung entstehen lässt, die nach einem Ausgleich sucht. Auf der Linie zwischen den Händen liegt: das Antlitz Christi, das aber ist Michael.[8] Indem wir über die verstandesmäßige Erinnerungsbildung hinausschreiten, uns nicht mehr auf Sinnesinhalte stützen, sondern auf den Rhythmus, auf das Prozessuale unserer Seelenkräfte, öffnen wir uns gegenüber geistigen Führerwesen. Im unteren Menschen bekommen wir unsere Leibbildung von den Göttern geschenkt, wie in dem Osterbild, der Wiederauferstehung gezeigt wird. Im oberen Menschen müssen wir – michaelisch – in ein aktives Verhältnis treten zur geistigen Welt.

Künstlerisch betrachtet hat man den Eindruck, dass, wenn von der einen Hand zur anderen Hand etwas fließen soll, es mitten durch das Antlitz Christi hindurch muss. Wenn die Welt gemäß der vatergöttlichen Schöpfung neu durch den Menschen geschaffen werden soll, muss es durch den Christus hindurch: Keiner kommt zum Vater denn durch mich.

In dem Auferstehungsbild von Grünewald kann auf diese Weise der untere und der obere Mensch gesehen werden. Auferstehung im unteren Menschen: Ostern, Auferstehung im oberen Menschen: Michaeli. Während auf der einen Seite der Erde Ostern ist, ist auf der anderen Seite Michaeli. So wird die Erde Abbild des Menschen.

Wir kommen durch die Anthroposophie zu einem neuen Verständnis des Seelischen, das nicht in dem Zentralnervensystem, sondern im Herz sein Zentralorgan hat.[9] Das Herz vermittelt zwischen Nerven-Sinnes-System und Stoffwechsel-Gliedmaßen-System, schafft einen Ausgleich zwischen

8 Steiner, R., *Weltsilvester und Neujahrsgedanken*, GA 195, 4. Auflage, Dornach 2006.

9 Steiner, R., *Geisteswissenschaft und Medizin*, GA 312, 7. Auflage, Dornach 1999.

Denken und Wollen, zwischen Vergangenheit und Zukunft, zwischen Geist und Materie.[10]

Zusammenfassend kann man sagen, wir haben versucht, vom Bolognavortrag ausgehend, die Leiblichkeit des Menschen als Ausdruck des Geistigen zu verstehen, aber auch als Ergebnis nicht voll zum Ausdruck gekommener Geistigkeit, als nicht überwundene Erb-Leiblichkeit und als Ergebnis überwundener, integrierter, aber auch nicht überwundener Erlebnisse. Seelisches haben wir verstanden als Mittler zwischen Geist und Leiblichkeit, Ausgleich bildend zwischen Gewordenem und Werdendem.

In der psychiatrisch-psychotherapeutischen Arbeit wird versucht, zumindest im Ansatz eine Position von jenseits der Schwelle einzunehmen, indem wir nie nur auf das Ergebnis einer menschlichen biografischen Entwicklung schauen, sondern immer den Umkreis mit einbeziehen. Wie hat sich der Mensch entwickelt? Dabei versuchen wir auch ein Gefühl dafür zu bekommen für *den, der nicht hat werden können.* Auf der anderen Seite gilt es, auf die Taten des Menschen zu schauen und dann zu versuchen, eine Gestalt zu erahnen, zu erdenken, die ihn in die Zukunft trägt.

Zum Schluss soll hier noch angedeutet werden, wie ein mehr musikalischer Weg gegangen werden kann auf der Suche nach den leibgestaltenden Kräften, die ins Leben führen.

Im letzten Vortrag des Zyklus *Das Initiaten-Bewusstsein*[11] schildert Rudolf Steiner, dass in unserer Zeit wie auch in Zukunft es Aufgabe der Musik sein wird, den Menschen zu einem musikalischen Christuserleben zu führen, «das musikalische Erleben der Inkarnation, und zwar gerade der Inkarnation Christi». Der Bau des ersten Goetheanum sei ganz im Musikalischen gehalten gewesen. Rudolf Steiner spricht kurz über Wagners Parsifal, bei dem der Christus-Impuls mehr nur eine symbolische Form gefunden habe. Jetzt komme es darauf an, «diesen Christus-Impuls in Tönen, in gestalteten Tönen, in durchseelten, in durchgeistigten Tönen einmal vor die Welt hinzustellen». Man solle sich zunächst

10 Steiner, R., *Die Weihnachtstagung zur Begründung der Allgemeinen Anthroposophischen Gesellschaft 1923/1924*, GA 260, 5. Auflage, Dornach 1994.

11 Steiner, R., *Das Initiaten-Bewusstsein*, GA 243, 6. Auflage, Dornach 2004.

versenken in ein Empfinden einer Dur-Terz, dann übergehen von dort in das «Quintengebiet» in Dur, «empfindet man das Quintengebiet als dasjenige, was etwas Umhüllendes hat, was etwas davon hat, dass wenn der Mensch in die Quintengestaltung hineinwächst, er bis an die Grenze des Menschlichen und Kosmischen gelangt ...». Es könne das, was hinausgeht ins Kosmische, empfunden werden im Dur-Erleben von Terz und Quint. Dann solle in die Septim gegangen werden, versucht werden, die Dissonanz innerlich «verschweben» zu lassen, sodass die Septim fast nicht mehr als dissonant erlebt wird. Man komme dabei wie zu einem musikalischen «Firmament». Dann solle über die Quint zurückgegangen werden, jetzt aber in die Moll-Terz, dann habe man das Erleben der «Inkarnation Christi». Von dort aus wiederum ins Dur hinauszugehen, könne das «Hallelujah» des Christus erlebt werden.

Wir haben in dieser kurzen Textpassage wie als Rätselaufgabe hingeworfen: Den musikalischen Bau des ersten Goetheanum, Parsifal, Dur- und Moll-Erleben, Quint, Septim, Hallelujah, Inkarnation Christi. Jetzt versuchen wir dies zusammenzubringen. Ich verdanke hierbei den Hinweis, das eurythmische Hallelujah auf die angegebenen Intervalle zu beziehen, Hana Mayrhofer, Ärztin und Pharmazeutin in Sindelfingen.

Der Bau des ersten Gotheanum ist besonders interessant, was die Geometrie der Säulen angeht.[12]

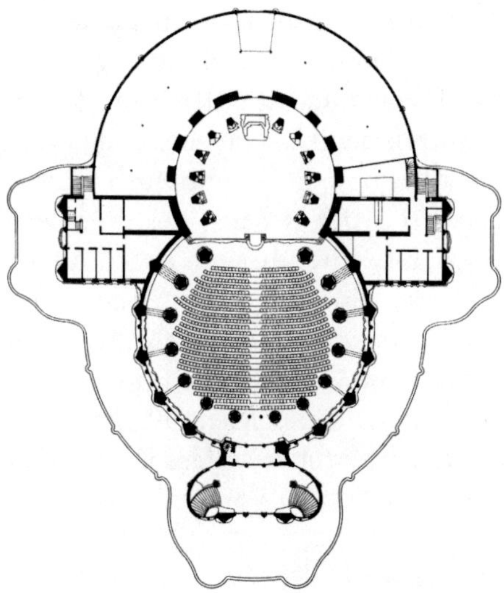

In der kleinen Kuppel haben wir 12 Säulen, die als Bild des Makrokosmos gesehen werden können, in der großen Kuppel haben wir zweimal sieben Planetensäulen als Bild des Mikrokosmos, als Seelenraum. In der Mitte, im Kreuzungspunkt der sich ergebenden Lemniskate, steht das Rednerpult. Es gilt jetzt, die Geometrie ins Klingen zu bringen.

Armin Husemann beschreibt in seinem Buch *Der musikali-*

12 Sebastian, S., *Die Grundrisse des ersten Goetheanums*, persönliche Aufzeichnungen.

sche Bau des Menschen[13], wie die Blutbewegung in einer Geste des Innerlich-sich-Weitens das Herz verlässt, in Dur, während es in einer Geste des Verdichtens, Zu-sich-Kommens, in Moll wiederum zum Herzen zurückströmt. Rhythmisch gesehen verlässt das Blut das Herz im Jambus und kommt zurück im Trochäus, wie oben dargestellt wurde. Jetzt nehmen wir das eurythmische Hallelujah dazu. Eine öffnende Geste im *H*, die übergeführt wird in ein *A*. Sie kann als Hinausgehen in die Welt, in das Kosmische empfunden werden: Dur. Es folgen dann sieben ansteigende, wachsende *Ls*. Wir schauen uns wieder die Anordnung der Säulen des ersten Goetheanum an: In der großen Kuppel zweimal die sieben Planetensäulen, in der kleinen Kuppel die zwölf Tierkreissäulen. In der Mitte das Rednerpult. Es gibt zwei Wege an die Schwelle. Der erste ist der Weg durch das Leben. Angedeutet durch die zweimal sieben Planetensäulen. Im Hallelujah aufgegriffen durch die sieben ansteigenden *Ls*. Man steht an der Schwelle, am Rednerpult: *E*, dem Kreuzungspunkt der Kreise der großen und kleinen Kuppel. Quint. Dort wird gesprochen, das *E* ist der Laut des Planeten Mars, verbunden mit der Kehlkopfregion.[14] Die innere Aufgabe besteht darin, wie in der inneren Zerreißstimmung der Septim an der Schwelle zu stehen und sie quasi als konsonant zu erleben. Der zweite Weg an die Schwelle und darüber hinaus ist es, Denken, Fühlen und Wollen zu parallelisieren, künstlerisch kann man sie empfinden in den drei großen *Ls* im Hallelujah, die dem *E* folgen. Dann kommt das *U*, von unten nach oben gebildet. Musikalisch empfunden bedeutet das *U*: Geh aus von der Prim deiner Leibbildung. Wir nehmen jetzt die Mantren der 17. Klassenstunde hinzu, die hier nur sinngemäß angeführt werden können: Und nun geh «mitten hindurch»(Parsifal)! Lass dein Ich den Kreis des Lebens, der dir wie die Erinnerung an den Regenbogen erscheint, durchdringen durch die Kraft, die dich ins Dasein gestellt hat und die deine Augen zum Sehen erschaffen hat. Das *U*, ausgehend von den Säulen des Saturn, geht durch das Rednerpult hindurch gerade nach oben in die Oktav, wo wir uns in unserem höheren Ich erleben können[15] im Angesicht des Menschheitsrepräsentanten, wo er im ersten Goetheanum hätte stehen sollen. Die weitere meditative Aufgabe könnte lauten: Und dann schau von der jenseitigen Position, vom Geiste aus, auf die

---

13 Husemann, A. J., *Der musikalische Bau des Menschen*, 4. Auflage, Freies Geistesleben, Stuttgart 2003.

14 Steiner, R., *Eurythmie als sichtbare Sprache*, GA 279, 5. Auflage, Dornach 1990.

15 Steiner, R., *Das Wesen des Musikalischen und das Tonerlebnis im Menschen*, GA 283, 4. Auflage, Dornach 1989.

Welt, wie im *I* des Hallelujah zurückgehend in die Welt. Wir kommen im Hallelujah zurück ins *A* und können die Moll-Terz fühlen. Im Zurückgehen, im *I* kann eine merkurielle Geste erlebt werden, die die Dinge in Geschehen löst,[16] wie der Anfang der Biegung eines Merkurstabes, von oben kommend, herunterführend.

Wenn wir die Anregung Rudolf Steiners zum musikalischen Hallelujah beziehen auf den Bau des ersten Goetheanum und die 17. Klassenstunde als Hilfe hinzunehmen, ergibt sich, wie im Hallelujah der Mensch sich weitet im Dur-Erleben über die Terz in die Quint. Er steht am Rednerpult, über sich oder hinter sich den Makrokosmos, vor ihm die Felder des Seelenlebens. Aus dem Leben kommend steht er an der Schwelle, in innerer Septimstimmung, die er nun halten, aushalten muss. Dadurch, dass er Denken, Fühlen und Wollen lernt zu führen und an der Schwelle stehend sie auseinanderhalten kann, kann der Mensch nun, ausgehend von der Prim *mitten durch* das Rednerpult hindurch zur Oktav gelangen, was im ersten Goetheanum durch die Holzplastik des Christus ausgedrückt ist. Kommt er nun im Hallelujah zurück in die Sinneswelt, geht er über die Quint in die kleine Terz, ins Moll-Erleben. Es kann empfunden werden, wie wenn man ein Stück des höheren Ich, verbunden mit den Christuskräften, hineinführt in das Leben.

16 Steiner, R., *Pastoralmedizinischer Kurs*, GA 318, 4. Auflage, Dornach 1994.

Literaturnachweis

Appenzeller, K., *Grundlagen für eine neue Art der Herzauskultation*, Zbinden-Verlag, 1989

Buber, M., *Das dialogische Prinzip*. Verlag Lambert Schneider GmbH, Heidelberg 1984

Egle, U. et al., *Psychosomatik – neurobiologisch fundiert und evidenzbasiert*, 1. Auflage, Kohlhammer, Stuttgart 2020

Ermann, M., *Psychosomatische Medizin und Psychotherapie*, 5. Auflage, Stuttgart 2007, Kohlhammer

Frontiers in Psychiatry 2019 Oct 31;10:767. doi: 10.3389/fpsyt.2019.00767.

Goethe, J. W. v., *Faust*. Teil 1, Philipp Reclam jun., Stuttgart 1986

Goethe, J. W., *West-östl. Divan*, Dt. Taschenbuchverlag, München 1998

Hammarskjöld, D., *Zeichen am Weg*, Droemersche Verlagsanstalt, München 1965

Herpertz, S. et al., *S3-Leitlinie Diagnostik und Behandlung der Essstörungen*, Springer-Verlag, 2. Auflage, Berlin Heidelberg 2019

Huber, M., *Trauma und die Folgen*, Junfermann Verlag, 4. Auflage, Paderborn 2009

Husemann, A. J., *Der hörende Mensch und die Wirklichkeit der Musik*, Verlag Freies Geistesleben, 1. Auflage, Stuttgart 2010

Husemann, A. J., *Der musikalische Bau des Menschen*, 4. Auflage, Freies Geistesleben, Stuttgart 2003

Kühlewind, G., *Das Leben der Seele zwischen Überbewusstsein und Unterbewusstsein*, 2. Auflage, Verlag Freies Geistesleben, Stuttgart 1986

Lamsa, J. M., *Die Evangelien in aramäischer Sicht*. Neuer Johannesverlag Bern/Lugano 1963

Marti, E., *Die vier Äther*, Verlag Freies Geistesleben, 3. Auflage, Stuttgart 1981

Mertens, W., Einführung in die psychoanalytische Therapie, Kohlhammer, Stuttgart 2004

Pflegevademecum, www.pflege-vademecum.de

Rath, S. v., *Der Merkurstab* 2020, Heft 3, S. 159–167

Roder, F., *Die Mondknoten im Lebenslauf*, Verlag Freies Geistesleben, 1. Auflage 2005

Scharmer, C. O., *Theorie U*, Carl-Auer Verlag, 2. Auflage, Heidelberg 2011

Sebastian, S., *Die Grundrisse des ersten Goetheanums*, Selbstverlag

Steiner, R., GA 9, *Theosophie*, 32. Auflage, Dornach 2003

Steiner, R., GA 10, *Wie erlangt man Erkenntnisse der höheren Welten?* 24. Auflage, Dornach1993

Steiner, R., GA 13, *Geheimwissenschaft im Umriss*, 30. Auflage, Dornach 1989

Steiner, R., GA 27, *Grundlegendes für eine Erweiterung der Heilkunst*, 7. Auflage, Dornach 1991

Steiner, R., GA 34, *Die Erziehung des Kindes,* in Lucifer-Gnosis, 2. Auflage, Dornach 1987

Steiner, R., GA 35, *Philosophie und Anthroposophie, Gesammelte Aufsätze 1904–1923*, 2. Auflage, Dornach 1984

Steiner, R., GA 40, *Wahrspruchworte*, 9. Auflage, Dornach 2005

Steiner, R., GA 54, *Die Welträtsel und die Anthroposophie*, 2. Auflage, Dornach 1983

Steiner, R., GA 55, *Die Erkenntnis des Übersinnlichen in unserer Zeit*, 2. Auflage, Dornach 1983

Steiner, R., GA 59, *Metamorphosen des Seelenlebens,* 1. Auflage, Dornach 1984

Steiner, R., GA 97, *Das christliche Mysterium*, 3. Auflage, Dornach 1998

Steiner, R., GA 99, *Die Theosophie des Rosenkreuzes*, 7. Auflage, Dornach 1985

Steiner, R., GA 118, *Das Ereignis der Christus-Erscheinung in der ätherischen Welt*, 3. Auflage, Dornach 1984

Steiner, R., GA 128, *Eine okkulte Physiologie*, 5. Auflage, Dornach 1991

Steiner, R., GA 130, *Das esoterische Christentum*, 4. Auflage, Dornach 1994

Steiner, R., GA 134, *Welt der Sinne und die Welt des Geistes*, 6. Auflage, Dornach 2008

Steiner, R., GA 143, *Nervosität und Ichheit,* in: *Erfahrungen des Übersinnlichen*, 4. Auflage, Dornach 1994

Steiner, R., GA 178, *Individuelle Geistwesen und ihr Wirken in der Seele des Menschen*, 4. Auflage, Dornach 1992

Steiner, R., GA 193, *Der innere Aspekt des sozialen Rätsels*, 5. Auflage, Dornach 2007

Steiner, R., GA 195, *Weltsilvester und Neujahrsgedanken*, 4. Auflage, Dornach 2006

Steiner, R., GA 196, *Geistige und soziale Wandlungen in der Menschheitsentwicklung*, 2. Auflage, Dornach 1992

Steiner, R., GA 204, *Perspektiven der Menschheitsentwicklung*, 1. Auflage, Dornach 1979

Steiner, R., GA 205, *Menschenwerden, Weltenseele und Weltengeist*, 2. Auflage, Dornach 1987

Steiner, R., GA 207, *Anthroposophie als Kosmosophie*, 3. Auflage, Dornach 1990

Steiner, R., GA 211, *Das Sonnenmysterium und das Mysterium von Tod und Auferstehung*, 3. Auflage, Dornach 2006

Steiner, R., GA 229, *Das Miterleben des Jahreslaufes in vier kosmischen Imaginationen*, 8. Auflage, Dornach 1999

Steiner, R., GA 230, *Der Mensch als Zusammenklang des schaffenden, bildenden und gestaltenden Weltenwortes*, 7. Auflage, Dornach 1993

Steiner, R., GA 233, *Die Weltgeschichte in anthroposophischer Beleuchtung*, 5. Auflage, Dornach 1991

Steiner, R., GA 235, *Esoterische Betrachtungen karmischer Zusammenhänge*, 8. Auflage, Dornach 1994

Steiner, R., GA 243, *Das Initiaten-Bewusstsein*, 6. Auflage, Dornach 2004

Steiner, R., GA 260, *Die Weihnachtstagung zur Begründung der Allgemeinen Anthroposophischen Gesellschaft 1923/1924*, 5. Auflage, Dornach 1994

Steiner, R., GA 270, *Esoterische Unterweisungen für die erste Klasse der Freien Hochschule für Geisteswissenschaft am Goetheanum*, 3. Auflage, Dornach 2008

Steiner, R., GA 277 a, *Die Entstehung und Entwicklung der Eurythmie*, 3. Auflage, Dornach 1998

Steiner, R., GA 279, *Eurythmie als sichtbare Sprache*, 5. Auflage, Dornach 1990

Steiner, R., GA 283, *Das Wesen des Musikalischen und das Tonerlebnis im Menschen*, 4. Auflage, Dornach 1989

Steiner, R., GA 293, *Allgemeine Menschenkunde*, 9. Auflage, Dornach 1992

Steiner, R., GA 312, *Geisteswissenschaft und Medizin*, 7. Auflage, Dornach 1999

Steiner, R., GA 313, *Gesichtspunkte zur Therapie*, 5. Auflage, Dornach 2001

Steiner, R., GA 314, *Physiologisch-Therapeutisches auf Grundlage der Geisteswissenschaft*, 4. Auflage, Dornach 2011

Steiner, R., GA 316, *Meditative Betrachtungen und Anleitungen zur Vertiefung der Heilkunst*, 5. Auflage, Dornach 2008

Steiner, R., GA 317, *Heilpädagogischer Kurs*, 8. Auflage, Dornach 1995

Steiner, R., GA 318, *Pastoralmedizinischer Kurs*, 4. Auflage, Dornach 1994

Steiner, R., GA 327, *Landwirtschaftlicher Kurs*, 8. Auflage, Dornach 1999

Steiner, R., GA 351, *Mensch und Welt. Das Wirken des Geistes in der Natur. Über das Wesen der Bienen*, 5. Auflage, Dornach 1999

Testament, Neues, Hänssler Verlag, 8. Auflage, Holzgerlingen 2008

www.Bibelcenter.de – Stand 27.11.2019

Abbildungsnachweis

S. 74: Kiel, Geistkämpfer von Barlach, Modell. © akg-images.

S. 39–40: Patientenbilder. Aus dem Archiv des Autors.

S. 128: Isenheimer Altar, zweite Schauseite, Himmelfahrt Christi. Von hanneswave – Eigenes Werk, gemeinfrei. Https://commons.wikimedia.org/w/index.php?curid=16178330 (20.01.2021). Bearbeitung von Ivana Suppan.

S. 131: Erstes Goetheanum, Grundriss Saalgeschoss, Zeichnung Baubüro am Goetheanum. Aus: Hasler, H.: *Das Goetheanum. Eine Führung durch den Bau, seine Umgebung & seine Geschichte*. Verlag am Goetheanum, Dornach 2020.

Die Zeichnungen im Buch sind nach Angaben des Autors ausgeführt von Elisa Wannert (S. 14, 19–34, 42–53, 61–68, 71–73, 75, 82–90, 93–97, 106–117, 120, 123–127) und Ivana Suppan (S. 16, 41, 59, 69, 78, 92, 99, 119, 121–122).